山东大学齐鲁医院文化建设系列丛书

萤火微光 愿为其芒

——齐鲁医患真情故事典型案例集

张欣平 李宁 主编

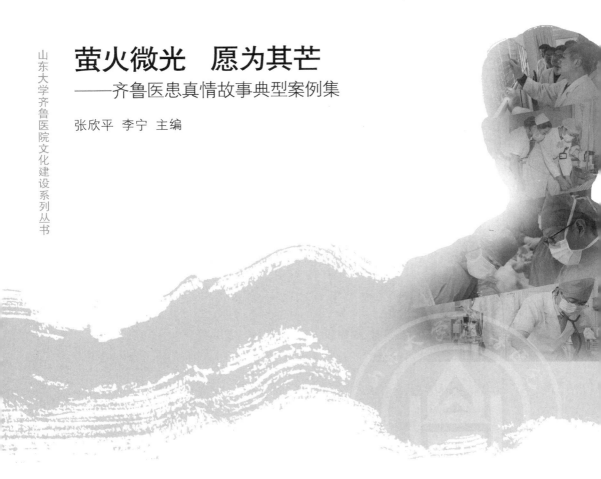

Yinghuo Weiguang
Yuanweiqimang

山东大学出版社

·济南·

图书在版编目(CIP)数据

萤火微光 愿为其芒:齐鲁医患真情故事典型案例
集 / 张欣平,李宁主编. —济南:山东大学出版社,
2024.6. —(山东大学齐鲁医院文化建设系列丛书).
ISBN 978-7-5607-8256-0

Ⅰ. R197.323.4-49

中国国家版本馆 CIP 数据核字第 2024U5V856 号

策划编辑　刘　彤
责任编辑　董　戈
封面设计　牛　钧　王秋忆

萤火微光　愿为其芒
YINGHUO WEIGUANG　YUANWEIQIMANG
——齐鲁医患真情故事典型案例集

出版发行	山东大学出版社
社　　址	山东省济南市山大南路 20 号
邮政编码	250100
发行热线	(0531)88363008
经　　销	新华书店
印　　刷	济南乾丰云印刷科技有限公司
规　　格	720 毫米×1000 毫米　1/16
	14.5 印张　221 千字
版　　次	2024 年 6 月第 1 版
印　　次	2024 年 6 月第 1 次印刷
定　　价	65.00 元

序言

　　以医者之名，聚生命之光。值此《萤火微光　愿为其芒——齐鲁医患真情故事典型案例集》付梓之际，我深感荣幸并满怀敬意地撰写此序，以期赓续医院精神，弘扬医者仁心，呈现医患真情。

　　这里是生与死、痛与乐交织的舞台；这里是科学与人文相拥的港湾。

　　这里的医者，如繁星点点，他们以仁心仁术，化身为照亮患者生命的微光；这里的患者，如大地生灵，他们在病痛的阴霾中，因医者的关爱与奉献重燃对生活的希望之火。

　　"萤火微光　愿为其芒"意象深远。一方面指在医疗领域默默奉献的医者，他们身披白袍，手持柳叶刀，化身照亮患者心海的灯塔，以精湛的医术冲破疾病的樊篱，以无疆的大爱守护生命，虽平凡却崇高，犹如夜幕下独自闪烁的萤火，虽微小却执着地燃烧自我，照亮他人；另一方面指执着追求与敬畏生命的患者及其家属，他们在疾病面前，或迷茫，或恐惧，但从未放弃对光明的向往、对康复的渴望，他们以坚韧和毅力与医者并肩作战，共同对抗病魔，以坚韧的生命力、感恩的心态回馈医者的付出。医者与患者及其家属共同勾画出一幅充满医患真情的动人画卷，汇聚成《萤火微光　愿为其芒——齐鲁医患真情故事典型案例集》。

　　山东大学齐鲁医院自1890年建院以来，秉承"博施济众，广智求真"的精神底蕴，遵循"医道从德，术业求精"的院训，一代代齐鲁医院人始终致力于拓展医疗服务的深度、广度、高度,矢志不渝地追求医学科学的真谛,践行医者仁心仁术,不仅用高超的医术治愈疾病,更以高尚的医德抚慰心灵。《萤火微光　愿为其芒——齐鲁医患真情故事典型案例集》一书,以其真实的力量、细腻的笔触、深情的叙述、真实的情感,勾勒出一幅幅医患携手共渡生命难关的动人画面,为我们打开了一扇透视医患世界、感悟生命力量的独特窗口。书中辑录的每一个医患案例、每一个真情故事,如萤火,虽微小却炽热,如璀璨星辰,镶嵌在这片名为"齐鲁医院"的人文星空之中,它们或温馨感人,或激昂振奋,或深沉内敛,或豁达乐观,不仅展示了齐鲁医院人的"博施"之志、"济众"之情、"广智"之探索、"求真"之执着,更是齐鲁医院人"医道从德,术业求精"的有力见证和生动实践。

寄望每一位读者都能从中感受到医患之间那份超越病痛、直抵人心的真情,理解并尊重医者的职业精神,体悟生命的力量与尊严。同时,也期待《萤火微光　愿为其芒——齐鲁医患真情故事典型案例集》能进一步激发社会各界对医患关系的关注与思考,共同推动构建和谐、互信的医患生态,让"萤火微光"汇聚成照亮人类健康之路的璀璨光芒。

山东大学齐鲁医院党委书记　陈鑫

2024 年 4 月

目 录

充气时轮胎突然爆炸
滨州男子在齐鲁医院获得新生

2023 年 9 月 5 日,滨州一名男子在给拖拉机轮胎充气的时候,轮胎突然发生爆炸,炸飞的轮胎击中了他的头部,半边脸瞬间被撕裂,四肢多处发生粉碎性骨折。当天夜间,该男子转诊到山东大学齐鲁医院,经过多学科会诊紧急救治,男子终于保住了性命。10 月 10 日下午,记者在重症监护室(ICU)见到了闯过层层关卡才稳住病情的赵先生(化姓),接下来他还要进行口腔颌面部的修复手术。

轮胎爆炸,撕毁了男子半边脸

事发当天,赵先生正忙活着秋收,在给自家拖拉机轮胎充气的时候,被突然爆炸的轮胎击中。"我在医院见到我爸的时候,他还有点意识,但是整个脸血肉模糊,当地医院建议转到齐鲁医院。"赵先生的儿子回忆起一个多月前发生的意外,仍然感觉心有余悸。

9 月 5 日晚,赵先生转院至山东大学齐鲁医院,医院紧急开通绿色通道进行抢救。当晚 11 点多,口腔颌面外科主治医师王涛见到了患者,发现创伤从下巴一直撕裂到眼眶,下颌骨碎裂,鼻子与面部分离,很多上牙也碎了,舌部后坠堵塞了呼吸道。

"我们给他放置了口咽通气道,保障了临时通气,生命体征暂时稳住了。"王涛说,"患者伤势太重,前期先对面部十多公分的撕裂伤进行了清创缝合,避免进一步感染。"

患者除了颌面诸骨粉碎性骨折之外,还有颅底骨折、脑脊液漏、脑挫裂伤、硬膜下血肿、右眼球爆裂伤,并伴有四肢多处粉碎性骨折、创伤性湿肺……长长的诊断结果,单拿出来任何一项都让医生感到棘手,何况集中在同一个人身上。多发性创伤合并呼吸、循环衰竭,死亡风险很高,医生面临着巨大的挑战。

全力以赴,争分夺秒抢回生命

"多发性创伤的患者,往往面临几个'死亡关卡',转入 ICU 的时候患者正处于'死亡关卡'之中,患有严重的低氧血症,在呼吸机纯氧的辅助下血氧饱和度也只有 80% 左右,随时可能发生呼吸、心搏骤停。"齐鲁医院重症医学科副主任、主任医师王昊说,医院紧急联动眼科、急诊骨科、急诊神经外科、耳鼻咽喉科、口腔颌面外科、放射科等多学科进行联合救治,争分夺秒抢救,为患者赢得一线生机。

切开气管保障通气,用支气管镜将堵塞气道的黏液清除干净。随着血氧饱和度的改善,患者的生命体征终于稳定住了,为接下来的治疗奠定了基础。

"患者的右眼眼球破裂,晶状体、虹膜结构难以辨认,玻璃体、视网膜、脉络膜等结构脱出,角膜和部分巩膜组织缺失、无法修补。我们及时做了清创,清理了眼内灰尘、砂石等异物和炎性的渗出物,将眼内的色素膜组织也一并清理干净,以免发生感染或是交感性眼炎而影响到另外一只眼。"眼科医生许发宝说。9 月 6 日下午,他为患者进行了清创缝合手术,缝合了眼球壁和眼睑,手术进行了近 4 个小时。

急诊神经外科重症监护室主任黄齐兵会诊后及时制定了治疗方案,他认为早期脑脊液漏不是很明显,且患者生命体征不稳定,建议在积极稳定生命体征的同时,密切观察鼻腔漏液情况。随后,患者生命体征渐趋稳定,但是脑脊液漏的问题依然没有好转。9 月 13 日,黄齐兵再次评估后认为,及时手术介入可有效降低患者颅内感染风险,因为鼻腔内的细菌一旦经漏口逆行进入大脑,患者因感染而死亡的风险将大大提高。

"我们深入颅底,发现在颅底近中线位置有三处漏口。我们用比头发丝还细的线将漏口缝合，然后把额部的骨膜剥离并反转平铺到颅底，再转移右侧颞部肌肉，对颅底进行加固。"神经外科重症监护室医师时传君介绍，手术进行了将近 6 个小时，成功解决了脑脊液漏的问题。

恢复意识，后续还将重建面部

一个多月的时间里，赵先生先后进行了 4 次手术。"细节决定成败，保护患者脏器功能、保障手术顺利实施、防控感染是我们 ICU 医生的专长，也是我们承担的主要任务。陪着患者闯过了一道道'死亡关卡'，情况终于逐渐好转。"赵先生的主管医生、重症医学科主治医师崔毅说。经过团队接连作战，终于解除了生命危机，接下来还要进行颌面部手术重建和肢体功能的恢复。

"您今年多大了？"

"快 50 了。"

10 月 10 日下午，面对记者的询问，赵先生已经可以进行简单交流。受伤后经过救治的面部还稍微有些肿胀，因为还不能自主进食，他插着空肠营养管，经过 4 次手术的他情况已经大有好转。

"创面换药、翻身排痰、康复锻炼、心理疏导……经过我们团队的精心治疗和护理，病人正在逐步恢复。"山东大学齐鲁医院重症医学科护士长王静说，"在这里医护人员全天候 24 小时监测和维护着患者的生命体征，给予呼吸循环支持、营养支持，纠正炎症等各种围手术期管理，现在患者生命体征稳定，已脱离呼吸机，意识清楚，可以简单与人交流了。"

记者了解到，10 月 12 日，赵先生还要同时进行三个科室的联合手术，包括掌骨的骨折复位、口腔颌面部骨折的复位固定和鼻内镜的检查。如果顺利的话，手术一周后赵先生就可以进食，恢复得好的话，再有一两周就可以转出 ICU 了。

【来源：2023 年 10 月 12 日齐鲁壹点】

你若性命相托,我必不离不弃!

2017年的一天,当我接到会诊通知的时候,我就预料到了这个孩子的危重病情:出生后第二天,早产儿,矫正年龄负50天,出生体重仅1.86公斤,腹胀如鼓、呼吸急促、缺氧⋯⋯特别是看到他的腹部立位平片后,我的心情一下子就沉重起来——新生儿消化道穿孔,必须做急症手术!叫家长吧,我需要和他们好好谈谈。尽管我知道现在只有手术才能救孩子一命,但在目前医疗环境下,我没有十足把握,不敢轻易为孩子做手术。

来到办公室,孩子家长早已等候在那里了,来的是孩子的奶奶、姥爷和爸爸。爸爸很年轻,一脸的稚气,看得出来是第一次当爸爸,似乎还有一些初为人父的兴奋;奶奶很沉稳,几乎面无表情,但眼里有一种坚韧和淡定;姥爷倒是很随和,不时看看孩子的奶奶和爸爸。我详细介绍了孩子目前的病情,特别强调了危重情况,我心里满是担忧。但是,出乎意料,三个人没有太多话,几乎步调一致地同意做急症手术。尽管我一遍遍地说着手术风险,但家属依然坚定地表示同意手术。

手术室和麻醉科的同事们与我们配合得天衣无缝。麻醉前我给患儿做了腹腔穿刺,暂时放出了大量由消化道穿孔进入腹腔内的气体,缓解了腹胀和呼吸困难,顺利地为患儿插上了气管插管,控制了呼吸,我们暂时掌握了主动权。考虑到孩子的情况,在术前诊断不明确的情况下,我决定尽量减少创伤,使用微创治疗——腹腔镜探查。1.86公斤的早产儿,腹腔仅有成人拳头大小,操作困难可想而知。熟练建立气腹,进镜探查,如术前预料的一样,先天性胃壁肌层缺损。由于缺少了肌肉层的保护,胃的前壁破开了一个直径约3厘米的口子,不断有消化液溢出。探查清楚了,再开个口子会加重孩子的损伤,于是我在腹腔镜下清理了腹腔内的污垢,镜下缝合5针,将脆弱的组织勉强对合了起来,顺利完成了手术。但是,幸运之神并没有眷顾我们:孩子术后迟迟不醒,没有自主呼吸,体温始终升不上去。没办法,我们只好把孩子带着气管插管送回新生儿监护室。我心想,看来我们要打持久战了……

再次面对孩子家长的时候,我心中满是忐忑,悬着的心始终没有放下,我知道这么小的孩子,插着气管插管,戴着呼吸机,病情是何等的危重!我尽量控制自己的情绪,向家长们交代:手术是顺利完成了,诊断如术前所料,但是孩子太弱小,手术耐受力差,术后恢复很不理想,随时有可能出现意外。我知道孩子随时会夭折,但面对家长们急切的心情,我始终没有说出这两个字。看得出,爸爸一点思想准备没有,奶奶虽然闪过一丝的担忧,但瞬间变得坚强了起来:"大夫,我相信你!"这对我真是莫大的鼓励,那种失落的情绪瞬间烟消云散。

虽然理想很丰满,但现实是残酷的。术后第二天,孩子的生命体征始终不稳定,体重太轻了,呼吸机几乎感应不到孩子微弱的呼吸。新生儿监护室的同事们小心调整着呼吸机参数。第三天,第四天,第五天……呼吸性碱中毒、代谢性酸中毒,像两个挥之不去的幽灵一样围绕着这个顽强的生命,一次次的机器报警、一遍遍的危急值报告,不停地冲击着我们脆弱的心灵。不停地吸痰,拍背,抽血,补液,纠正电解质紊乱……记不清经历了多少次希望和失望,有好几次,我几乎绝望了。但面对急切盼望孩子好起来的家长,面对这个顽强的幼小生命,我责无旁贷,必须坚强起来!

幸运的是,孩子坚强地挺过了第六天!尽管仍是呼吸机辅助呼吸,尽管仍是让我们手忙脚乱的危急值,但面对这一切只要我们有信心,孩子一定会奇迹般地恢复!第七天,孩子的各项指标勉强达到了正常范围,我也知道,长时间的气管插管和呼吸维持越来越严重地影响孩子的恢复。几经商讨,我们还是决定试脱机,在两次连续脱机达两个小时以上后,我们决定拔出气管插管,胜利的曙光就在前方!

然而,幸运之神仿佛依然在捉弄我们。拔出气管插管后的几个小时,孩子情况还算稳定,但是随着时间的流逝,孩子出现了明显烦躁,呼吸又急促了起来,三凹征阳性,血氧饱和度维持不住,血气分析又陷入了危急值! 而且由于拔管后胃食道的反流,孩子更是出现了可怕的右上叶的肺不张! 我的心情又一次跌到了低谷:如果孩子无法脱离呼吸机,恐怕就真的没希望了。我们无法接受这个现实。难道以前的努力就要白费了? 难道真的要放弃了? 我绝望地握着孩子的小手——加油啊,孩子……

不,不能放弃! 已经历经了千辛万苦,胜利的曙光就在前方! 尽管千万个不愿意,我必须要有清醒的判断。在和麻醉科新生儿监护室的同事短暂讨论后,我们决定重新插管,重新用呼吸机辅助呼吸,同时加大了镇静力度,防止孩子过分烦躁不安,让他尽量安静,尽快恢复。

第九天,我们小心翼翼地调整着呼吸机的参数,我明显感觉到了孩子求生的欲望,他在不停地吮吸着嘴里的气管插管,尽管什么都裹不出来。我知道过了七天的危险期,消化道穿孔缝合伤口就愈合了。于是试着在胃管内滴入母乳,每 6 小时 5 毫升,每 4 小时 5 毫升,每 2 小时 5 毫升,每 2 小时 7.5 毫升,每 2 小时 10 毫升……孩子在顽强地成长!

终于又到了生死攸关的节点,第十一天了,在重新插管后的两天,我们给孩子静脉注射了激素以防止喉头水肿,之后我们拔出了气管插管,紧张地观察了24小时,孩子的情况终于稳定了,终于可以自由呼吸了! 之后,孩子经口吮吸到了第一口母乳! 我们终于舒了一口气。

最小年龄和体重的腹腔镜微创手术,跪在地上的麻醉师抢救插管,9 天多的呼吸机辅助呼吸支持,过山车一样的危急值报告和矫正,体重从 1.86 公斤降到 1.6 公斤又重回 1.8 公斤的波动,吮吸的第一口母乳……一连串惊心动魄的努力。感谢孩子的坚强,感谢家长们的理解,感谢我的同事们,我为你们骄傲!

我是山东大学齐鲁医院青岛院区小儿外科张蕾医生,你若性命相托,我必不离不弃! 这,就是我们的承诺!

【来源:2023 年《山东大学齐鲁医院报》第 677 期第 8 版,故事讲述人:山东大学齐鲁医院青岛院区小儿外科　张蕾】

多国医者通力协作护佑高危孕妇顺利分娩

2023 年 4 月 24 日,周一,上午 9 点半。基里巴斯汤格鲁中央医院每周一的病例汇报及讨论正在如常进行。忽然,手机屏幕一闪,一条信息发送到了我的手机上,原来是一位只有 32 孕周的妊娠高血压综合征孕妇准备做急症剖宫产手术,因为该孕妇合并重度脊柱畸形,所以麻醉科的同事请我到手术室一起评估并协商麻醉方案。

我离开会议室直奔手术室。在医生办公室里,来自巴布亚新几内亚的年逾六旬的麻醉科医生波利医生(Dr. Pole)和刚到麻醉科两周、正处在学习阶段的麻醉科新同事德盖布娃医生(Dr. Tekaibwaun)正在跟妇产科的一名实习医生讨论病情,而波利医生也是刚刚到达基里巴斯帮助开展麻醉工作,这是他第二天进手术室上班。经过沟通,我了解到这是一位身患重度脊柱侧凸的年轻孕妇,她身形瘦小,身高只有 1.4 米多,胸、腹、盆腔的各个脏器均受到严重扭曲变形的脊柱的影响而产生了不同程度的功能受损,胎儿的宫内发育也受到很大影响。更糟糕的是,该孕妇还同时患有妊娠高血压综合征,近一周的血压在 170/120 mmHg左右波动,且药物控制效果不佳。孕妇已逐渐出现头痛、心慌、胸闷、下肢水肿、蛋白尿等其他器官受累的表现,当前孕妇及胎儿的生命安全均受到了极大的威胁。但该孕妇孕周只有大约 32 周,且由于母体的畸形造成胎儿发育受限,B 超估测胎儿体重只有大约 1.7 千克。在医疗条件落后、设备及药物均严重短缺的基里巴斯,如此小的低体重新生儿一旦离开母体,将面临极大的生存考验。

详细了解患者病情后,波利医生和我均建议再调整一下降压药物的应用,如果血压能够维持在一个可以接受的范围,最好能延长孕期一到两周,尽最大可能给孩子创造存活条件。这位准妈妈因为前一次怀孕没能顺利诞下婴儿,所以对孩子有极大的渴望。但是经过大家的努力,孕妇的血压依然无法控制。考虑到继续等待可能会危及孕妇的生命安全,下午3点左右,我、波利医生以及日本的妇产科医生惠子医生(Dr. Kaiko)、澳大利亚的小儿科医生乔恩医生(Dr. Joe)、基里巴斯的小儿科医生德雷恩医生(Dr. Teren)再一次会诊并决定当天实施剖宫产,同时小儿科备好暖箱等设备迎接新生儿。

蛛网膜下腔麻醉具有对胎儿影响小、肌肉松弛、手术显露好等优点,通常情况下是剖宫产手术的首选麻醉方法。然而因该孕妇合并严重的脊柱侧凸,根本无法找寻实施麻醉的脊柱间隙,麻醉实施也是一项严峻挑战。我和波利医生一致同意采用全身麻醉,尽量选择对新生儿影响小的药物,并与妇产科医生紧密配合,掌握好用药时机,把麻醉药物对孕妇及新生儿的影响降到最低。在等待孕妇的间隙,麻醉团队迅速准备好麻醉用品及相关药品,待孕妇进入手术室后,马上监测其血压、心电图及脉搏血氧饱和度——这是汤格鲁中央医院手术室目前能做的所有监测了。为了尽量减少全麻药物对胎儿的影响,我请惠子医生先将术区消毒并铺好无菌巾,待一切就绪,我将麻醉药物缓慢注入孕妇血管中,孕妇入睡后我马上通知惠子医生开始手术,波利医生负责控制气道,整个手术团队完美配合,在不到五分钟的时间里已将胎儿剖出。但因为是低体重的早产儿,新生儿评分较低,经保温、弹足底、辅助呼吸给氧后,评分明显提升,新生儿情况好转。此时产妇的血压也下降到正常水平,手术室里的紧张气氛也随之缓解,新生儿随即被送往小儿科的新生儿监护室,产妇也在手术结束后顺利苏醒并返回了病房,手术获得了成功。术后第二天,我到产科病房和新生儿监护室随访,除婴儿因早产肺发育不良致血氧饱和度为90%左右外,其他参数均平稳。这位刚刚成为母亲的产妇见到术后随访的中国医生非常高兴,对我连声道谢,感谢这些国际医生圆了她做母亲的梦想。

在基里巴斯,女性的生育年龄从不满20岁一直到40多岁,绝大多数家庭都会有多个孩子,但很多孩子会因各种疾病而早早夭折。长期以来,从世界卫生组织、联合国儿童基金会到各个国家、政府组织以及非政府组织、医疗团队等，在疫苗、设备、药品、人员等各个方面给予了基里巴斯大量的援助，当地的医疗状况得到了一定的改善，婴幼儿及儿童的患病率、死亡率均有明显下降。

中国医疗队作为中国政府派出的对外医疗援助力量，自抵达基里巴斯以来，与当地医疗卫生部门紧密合作，在院内积极参与各项临床工作，协助完善工作流程，开展各种讲座及培训，传授新理论、新技术，做好"传、帮、带"；在院外多次开展社区义诊及健康讲座、科普宣传，2023 年 3～4 月共开展义诊三次，受众达百余人次，义诊受到热烈欢迎，反响良好。同时在中外网络平台发表数篇活动报道及医学科普文章，获得了较高的点击量。中国医疗队利用自身的技术优势和影响力，从急诊、麻醉、内科、超声诊断、CT 诊断等多个专业方向给予了基里巴斯方强有力的技术及人员支持。此次中国医疗队队员参与的多国医生联手施救，是国际社会对基里巴斯卫生领域援助的生动体现，也是"不畏艰苦，甘于奉献，救死扶伤，大爱无疆"的中国援外医疗队精神的生动体现，援基里巴斯医疗队一定会为促进基里巴斯人民的健康奉献中国力量！

【来源：2023 年《山东大学齐鲁医院报》第 676 期第 8 版，故事讲述人：山东大学齐鲁医院第二批援基里巴斯医疗队队员、麻醉科医生　范立霞】

用情用力守护患者"生命通道"

2022 年年底,为方便疫情期间患者就医,减少人员聚集,最大限度保障人民群众生命安全和身体健康,山东大学齐鲁医院积极应对,找准问题症结,对症施策,全面梳理医疗流程创新举措,为群众提供更暖心的就医体验和更优质的医疗服务。

血透不停歇　治疗有温度

血液透析患者需要进行周期规律性治疗。面对疫情期间的困难与挑战,医院血液净化科积极应对,在严格执行各项管理制度的情况下,制定了血液透析应急预案,并进行了多次演练,力求保障血液透析患者的透析需求和防疫安全。

"真是太感谢你们了,再晚一点到医院可能就来不及了。"在齐鲁医院血液净化科病房,75 岁的患者刘大爷激动地说。他在齐鲁医院已经做了 11 年透析,每两天就要来一次。前期,刘大爷所住小区管控,他因不能及时就医而感到非常着急。

透析治疗是血液透析患者的常规治疗方法,每周须进行多次。但血液透析患者往往年龄偏大,自身免疫力较弱。血液净化科得知刘大爷的情况后,制定了详细的接诊方案,并对可能出现的问题进行整改和完善。患者被送至感染疾病科治疗后病情得到控制。

对于血液透析患者来说,如果不能及时接受透析治疗,可能会危及生命。疫情期间,一些患者突发感冒、咳嗽等病症,血液净化科工作人员主动放弃休息时间,安排患者晚上单独做血液透析,患者走后再对环境进行全面消杀,尽可能保证每一位患者都能按时按量得到治疗。

保障放化疗　应对有速度

放疗、化疗患者自身免疫力弱,并且存在多种并发症。如何保障患者得到积极、连续、有效的治疗成为科室新的挑战。肿瘤放疗科、肿瘤内科根据最新疫情形势,动态调整防控策略,完善患者就诊流程,制定突发情况应急预案,力求持续为患者提供精准化、多元化、专业化的治疗。

在肿瘤内科病房,科室严格、细致落实医院政策,规范病房管理,努力创建"无陪护"病房。"无陪护"不等于没有人陪护,而是由专业人员承担患者住院期间的生活护理工作。这样一方面可以满足患者家属的探视需求,另一方面可以减少病区内人员聚集。肿瘤内科病房在降低陪护率的同时,积极开展护理延伸服务,对那些有特殊需要的患者,及时给予帮助与照护。

山东大学齐鲁医院始终坚持"以患者为中心"的服务理念,保障急危重症患者和特殊群体就医需求,不断创新医疗服务举措,用情用力守护好患者的"生命通道",切实让患者享受到安全、快速、有效的医疗服务。

【来源:2022 年 12 月 19 日山东大学齐鲁医院官网】

生死时速　无惧疫情

2022 年 12 月 9 日，一位产妇对麻醉、手术团队表达了真挚的感谢，她握着医护人员的手泪流满面地说："真的非常感谢你们，要是没有你们，我真不知道该怎么办了，齐鲁医院救了我和孩子的命。"这感人的一幕出现在山东大学齐鲁医院产科二病区。

事情发生于 12 月 4 日下午 16:40，产科二病区主治医师王鸿雁发现该名凶险性前置胎盘产妇阴道大量流血，产妇口唇苍白，胎心率慢，需要立即进行手术。但产妇对手术存在深深的担忧，一直为她进行产检的马玉燕教授因工作需要，此时正在门诊进行闭环管理。而马玉燕教授就是该名产妇的"主心骨"，产妇十分担心马教授无法为她进行手术。当马教授和手术室李咏梅、薄其玉护士长得知产妇的危急情况后，认为在优化新冠疫情常态化防控工作背景下，患者安全是首位，立即向医院进行报备，随即赶往第二手术室抢救患者。同时，麻醉科麻醉二部副主任李东亮带领的麻醉科团队和李咏梅、薄其玉带领的手术室团队，共计 9 名专班人员在连续值班 56 小时后，立即全员备战，准备抢救大出血产妇和新生儿。

大家齐心协力，5 分钟内便开通了绿色通道，产妇于 16:45 被推入手术室，大片被血液浸染的床单及高达 3000 克的体外凝固血块提醒手术团队产妇已大量失血，此时产妇出现意识模糊，血压 65/37 mmHg，心率 126 次/分，超声下无法清晰显示桡动脉搏动，胎心听诊不清。

时间就是生命！手术团队启动紧急剖宫产，麻醉科有序分工，李东亮主任医师进行超声引导下肱动脉置管测压，董平主治医生采用快诱导全麻、可视喉镜下气管插管；护理团队迅速准备用物，清点器械，配合手术。16：55 手术开始，患者已经进行过两次剖宫产手术，腹壁盆腔各层粘连致密，进腹困难，马玉燕教授团队在 3 分钟内剖出一名男婴，体重 1450 克。李东亮和新生儿科张晶卉主治医师立即对其进行新生儿气管插管、心肺复苏，复苏成功后将其转入新生儿科。

手术室外产妇家属在焦急等待，手术台上产妇情况危急，胎盘植入严重，胎盘附着处肌肉菲薄，胎盘剥离面多发血窦开放，大量出血。马玉燕教授对产妇子宫进行地毯式缝合，历时约 3.5 小时。术前、术中出血量共计5500 毫升，胎儿娩出后，麻醉科积极开展产科自体血回输技术，节约异体红细胞约 9 单位。术中共计输注红细胞 16 单位、血浆 1120 毫升、冷沉淀 30 单位，经过多科室团队联合抢救，产妇生命体征恢复正常，手术顺利结束，产妇安全返回病房。术后产妇恢复良好，第二天即可下床活动，新生儿生命体征稳定。

疫情期间，山东大学齐鲁医院坚持人民至上、生命至上，平稳有序落实落细国家"新十条"，不断优化门诊急诊流程，调整防控措施，保障医疗服务，携手筑牢保障人民群众生命健康的坚固屏障。

【来源：2022 年 12 月 14 日山东大学齐鲁医院官网】

"绿色通道"为患者架起生命之桥

自 2022 年年底,国家出台"新十条"优化措施以来,山东大学齐鲁医院积极响应,全力保障急危重症患者的就医需求。在新形势下,医院医务员工始终坚持人民至上、生命至上,全力救治每一位患者,尤其是需要规律性治疗的肿瘤放化疗、血液透析患者以及急危重症患者、孕妇、老年人、儿童等特殊人群。大家以实际行动践行"敬佑生命、救死扶伤、甘于奉献、大爱无疆"的医者誓言,切实保障人民群众的身体健康和生命安全。

这里是山东大学齐鲁医院急诊科,365 天,每天 24 小时,"120"救护车的鸣笛声不断响起,医务人员上演的"生死时速"不曾停歇。

2022 年 12 月中旬的一天,一辆救护车疾驰而来,急诊科预检护士立即冲上去接诊,"120"急救人员告诉她:"患者情况很危急!"该患者心率过快且伴有发热,临床诊断为腹膜炎并有扩张型心肌病,随时有生命危险,需立即稳定其生命体征并进行手术。医护人员在接诊患者的同时通过询问家属得知,患者及家属没有 48 小时内核酸阴性证明。

"时间刻不容缓,救治生命是第一位的!先收治患者到急诊抢救隔离室内进行抢救。"急诊科在遵守防疫措施的前提下,坚守"生命至上"的信念,坚持"边救治,边排查"的原则,为患者开通生命的绿色通道。

相关科室专家第一时间赶来,做好防护后火速对患者展开抢救。与此同时,急诊科也已联系检验科开通快速检验核酸绿色通道,第一时间完成各项术前检验。疫情之下,没有任何困难可以阻碍医务人员与时间的赛跑。全力以赴,争分夺秒,医护人员再一次跑赢了时间,为患者点燃了生的希望。

事不避难,义不逃责。急诊人义无反顾地投入到日常医疗救治和疫情防控工作中,24小时随时待命,坚守一线,只为拼尽全力为患者架起生命之桥,送去健康与希望。

人民至上,生命至上！山东大学齐鲁医院作为首批委省共建国家区域医疗中心(综合类)牵头和主体建设单位,在精准防控的基础上,充分发挥"国家队"的作用,做好急危重症患者的救治,妥善安排特殊群体就医,全力保障人民群众的日常医疗需求和生命安全。

【来源:2022年12月14日山东大学齐鲁医院官网】

为生命续航

2022 年 12 月 7 日，国务院联防联控机制综合组发布了疫情防控"新十条"，提出将医务人员纳入"白名单"管理，保障正常医疗服务，满足人民群众看病就医的刚性需求。山东大学齐鲁医院坚决响应国家号召，不断优化就医流程，精准调整防控措施，尽最大可能不影响日常医疗服务工作，携手筑牢保障人民群众生命健康的屏障。近日，器官移植科开通绿色通道，在急症患者入院 5 小时内进行肝移植手术，在 36 小时之内完成 6 台器官移植手术。

12 月 8 日夜间，在齐鲁医院器官移植科完成 3 例器官移植手术后，人体器官获取组织（OPO）协调员再次得到紧急通知，有捐献者可以进行器官捐献，进行系统匹配之后，及时通知了靳斌主任医师和朱民主任医师，各级医护人员再次动员起来。因处于疫情的特殊时期，器官获取和移植的风险增大。经请示后得到回复：请大家尽快收治患者，手术室及麻醉科等全力配合。

重症患者位于德州，正在当地医院进行治疗，并且在焦急地等待肝源。在得知匹配消息后，患者与家属乘坐救护车于 12 月 9 日上午 10 点赶到山东大学齐鲁医院，器官移植科以患者的安全为中心，在做好医护人员防护的情况下，开通了绿色通道，为患者办理了入院手续。患者于两年前查出肝癌，接受了相应治疗，此次为肝癌复发，并且出现肝衰竭，肝移植成为首选治疗方案。患者基础病较复杂，有房颤、室性早搏病史，凝血功能较差，入院后胸腹部 CT 显示胸腔积液。靳斌主任医师组织科室人员积极讨论，在与患者家属详细沟通后，决定进行肝移植手术。入院 5 小时后，患者在医护人员的陪同下进入手术室。

手术室护士长翟永华积极协调,迅速安排经验丰富的护士张菲菲、孙一诺进行手术房间的台上、台下准备工作。麻醉科费剑春主任医师、陈文娟主治医师负责气管插管全麻,并建立双通道深静脉通路。

手术由主任医师靳斌、朱民、杜刚,主治医师刘泽阳,医师王亚栋、刘凤悦、张赛七人共同实施,在麻醉科、手术室、输血科等相关科室的共同努力下,手术顺利完成。手术中放出淡黄色胸腔积液约 2000 毫升、淡黄色腹水约 600 毫升,患者肝脏呈明显结节性肝硬化表现,体积较小,右肝可见肿瘤治疗后改变,腹腔粘连较重,并且出现静脉曲张。手术中尽可能仔细地结扎曲张血管,减少出血。手术组医师切除病肝后,依次吻合肝上下腔静脉、肝下下腔静脉、门静脉、肝总动脉、胆管,手术时间约 4 小时。门静脉吻合完成后,可见肝脏迅速变成鲜红色;肝总动脉吻合完成后,可见肝总动脉搏动良好,并且胆管内有胆汁流出,表明新的肝脏质量良好,已经开始发挥作用。生命就在此时完成了交接,新肝脏将在患者的生命中延续。

同一时间,田军主任医师、孙怀斌副主任医师、崔先泉副主任医师也分别带领团队完成了肾移植的手术。

12 月 8～9 日,经过 36 小时的奋战,器官移植科完成了 2 台肝移植和 4 台肾移植手术,6 位患者获得了新生,生命将再次起航。

山东大学齐鲁医院器官移植科随时准备吹响"为人民健康战斗"的号角,在这个没有硝烟的战场上,我们时刻准备着,召之即来,来之能战,不忘初心,砥砺前行。

【来源:2022 年 12 月 12 日山东大学齐鲁医院官网】

"癫"去疾散，重获新生

"感谢齐鲁医院所有医护人员，感谢你们的全力救治，是你们给了我儿子第二次生命，让我儿子重获新生！"

2022 年 12 月 1 日，齐鲁医院神经内科重症监护病房患者小陶经历了一场"生死时速"。当时小陶是一名 17 岁的高二在校学生，因"脑炎"遗留癫痫病已有 8 年。

12 月 1 日 14 时左右，小陶在睡眠中突发双眼上翻、呼之不应、牙关紧闭、四肢抽搐。小陶有类似发作史，且每次发作均在 1 分钟左右缓解，最长不超过 5 分钟，所以陶妈妈没有重视。但很快，陶妈妈慌了神，时间过去了有 10 分钟，孩子"抽风"丝毫没有停下来的迹象，且脸色越来越难看，逐渐变紫。陶妈妈手忙脚乱，紧急拨打"120"赶来齐鲁医院急诊科。

争分夺秒，生命接力

2022 年 12 月 1 日 15 时，齐鲁医院急诊科抢救室内，小陶肢体持续抽搐，心电监护仪显示其血氧饱度为 80% 并逐渐下降，缺血缺氧导致严重酸中毒。当班医护人员紧急给予气管插管呼吸机辅助通气，给予咪达唑仑、丙泊酚静脉泵入终止癫痫发作，并开通绿色通道将小陶收入神经内科重症监护病房。

拔管重生，病情平稳

小陶入院后，在静脉药物作用下肢体抽搐症状稍有好转，但下一步诊疗面临难题：何时脱机拔管？如何减停静脉药物？此次癫痫持续状态的诱因是什么？在制定长期治疗方案时如何规避此类事件再次发生？

　　神经内科重症监护病房医护团队结合小陶既往病史、用药史以及此次发作临床特点等方面综合分析，制定实施了精准诊治方案，优化了护理措施。小陶入住神经内科重症监护病房后第 4 天经评估脱离了呼吸机，拔除了气管插管。

精湛医术，救死扶伤

　　陶妈妈诚挚地说道："感谢齐鲁医院所有医护人员，是你们迅速把我儿子收入监护室，才没有延误病情。今天跟儿子视频的时候，他给监护室每位医护人员都竖起了大拇指。在我儿子住院的这几天，我们全家人最感谢的是医护人员，是你们给予了我儿子亲人般的关怀，是你们高尚的医德、精湛的医术、精心的照料让我儿子顺利脱离了危险，有了希望。千言万语也表达不了我对你们的感激之情。"

　　据悉，目前小陶病情平稳，未再出现癫痫，已能与医护人员正常沟通交流。

【来源：2022 年 12 月 9 日山东大学齐鲁医院官网】

大脑植入电极　让患者不再害"帕"

2022 年,山东大学齐鲁医院神经外科副主任李卫国教授团队收到出院患者岳女士一封近 3000 字的感谢信,信中详细记录了她住院期间的点点滴滴和每一位令她感动的医护人员。岳女士真情流露的字里行间,是对白衣天使们高尚医德与精湛技术的赞誉。

在齐鲁医院神经外科众多"高精尖"手术中,脑深部电极植入术(DBS)是最能体现神经外科"精准"理念的手术。齐鲁医院帕金森病外科治疗团队在李卫国教授的带领下,克服床位紧张等诸多困难,每年完成 DBS 手术近 300 例,建立并推广了"山东大学齐鲁医院神经外科 DBS 标准化手术流程",并对其进行了持续改进和优化,将 DBS 手术由原来的 4～5 个小时缩短至 2～3 个小时,其手术耗时、靶点定位准确度及手术效果均达到了国内领先水平。

帕金森病缠身数年找到"救星"

现年 60 多岁的岳女士在 2020 年被诊断为帕金森病,多系统萎缩待观察。"当时如同一盆冰水浇得我心里拔凉拔凉的。我在网上查这个病,还托朋友咨询北京大医院的专家,结论是一样的,说这种病是世界性难题,没有好办法。难道我只能听天由命了吗?"回忆起一波三折、几经辗转的求医路,岳女士感慨地说。此后她便开始了长期的药物治疗,其间,也曾尝试过中医、理疗等多种治疗手段,病情一直控制得不错,这重新点燃了她对生活的希望。"去年 4 月,我还去贵州旅游,徒步登上了梵净山,那是要登 2000 多级台阶啊!"岳女士说。

然而,岳女士重燃的希望又一次被现实浇灭了。从 2021 年 11 月以来,岳女士身体每况愈下,走路困难,表达困难,药效维持的时间越来越短,并出现了"冻结步态"。据李卫国教授介绍,"冻结步态"为试图行走或前进时步伐短暂、突然地中止,主要表现为运动的短暂性阻滞,起步犹豫,不能行走或行走时感觉脚像"粘"在地板上或被地板吸住,抬脚、迈步困难,一般持续数秒钟,偶尔也可长达 30 秒,最严重时,容易跌倒,需要他人或拐杖辅助。由于深受病痛折磨,一向坚强的岳女士情绪低落,整夜难以入睡。

几经辗转、多方打听后,岳女士得知山东大学齐鲁医院李卫国团队十分擅长手术治疗帕金森病。"我立刻就在网上预约了李卫国教授的门诊号。当时 10 点多到的,一直等到 11 点多才看上。我算了一下,李教授为每位病人的问诊时长是 20 多分钟,对每一位患者都是那么有耐心。"初诊时,岳女士哆哆嗦嗦地走进诊室,吃力却又迫不及待地表达着自己要做手术的想法。"李教授问起诊来如同拉家常,非常接地气,一点没有专家的架子,有种不是亲人胜似亲人的亲和力。"岳女士这样说道。李卫国教授告诉岳女士,团队为她制定了两套手术治疗方案,如果第一套方案效果不好,还有备选方案。这立马坚定了她手术的信心,也又一次点燃了她的希望。

电极"植入"大脑获得"新生"

在完善脑深部电极植入术术前相关检查评估,确定没有任何禁忌证后,岳女士终于迎来了她的手术日。由于岳女士对语言功能有着较高的要求,手术从上午 9 点一直做到下午 3 点,持续了 6 个多小时。术中,紧张的岳女士不由得抓住了护士的手,护士一边握紧岳女士的手,一边不断地安慰她,这样一抓就是五六个小时。据李卫国教授回忆,为了使手术达到最佳效果,在脑深部电极植入环节,岳女士始终是清醒的,团队反复测试寻找安置电极的最佳位置,当电极安置在某一个位置时,岳女士语言突然变得顺畅。术后,她兴奋地说道:"手术非常成功,我好像重获新生!"

"脑深部电极植入是一种对大脑进行可逆性调控的手段,它通过微创手术将电极植入到大脑特定脑区,发送一定频率的电脉冲,通过对异常的大脑放电进行调控,从而达到改善或治疗疾病的目的。"李卫国教授解释道。术前,手术团队将患者头颅磁共振和 CT 的影像资料输入机器人手术计划系统,得出各手术靶点数据;术中,手术团队根据机器人靶点数据值、神经电生理监测及机器人导航引导,分别将电极置入脑内特定神经核团中;术后,手术团队在患者的左前胸部置入脉冲发生器,并将电极与脉冲发生器连接,通过大脑中的细微电极发射电脉冲刺激脑内核团。在帕金森病的外科治疗方面,李卫国教授团队从未停止钻研。他们在全国范围内最早建立并推广了"山东大学齐鲁医院神经外科 DBS 标准化手术流程",并在临床应用中与时俱进,不断升级优化。通过对 DBS 手术标准流程的持续优化,手术耗时由原来的 4~5 个小时缩短至 2~3 个小时,术中出血量也大大减少,可以加快患者的康复,在手术耗时、靶点定位准确度及手术效果等方面均达到国内领先水平。

人文关怀让患者不再害"帕"

就医的过程也让岳女士觉得非常暖心。岳女士说,进手术室的时候,推自己上台的护士夸自己皮肤好、看着年轻,一点儿都不像 60 多岁的。护士幽默风趣的鼓励给了她信心和力量,极大地缓解了焦虑,帮助她战胜恐惧,顺利完成手术。手术结束时,岳女士需要下床小便,护士立即上前搀扶。当她无法顺利小便时,李卫国教授立即嘱咐护士插尿管。医护人员无微不至的关怀,让她感到了家一般的温暖。

帕金森病患者在生活中站立不稳,存在语言障碍,而且随着病情的进展,患者的生活自理能力会逐渐下降,再加上对疾病认识不够,容易出现孤独、焦虑、烦躁等情绪。在护理过程中要格外重视患者的饮食、行走、心理等情况。为此,科室护理团队更加悉心地护理每一名患者,进餐时注意防止患者呛咳、烫伤,活动时陪护患者避免跌倒或受伤,平时更是注意加强对疾病的宣教,给患者更多的关心、鼓励和呵护。

"多数帕金森病患者晚期容易出现认知障碍,面对帕金森病患者,心理护理和日常生活护理同样重要。"护士长邱春兰表示,医护团队需要给帕金森病患者足够的心理关怀，多开导和陪伴患者，适当地引导、鼓励患者进行社交活动，如帕金森病友交流等，改善患者的心理状态，有利于提高其生活质量。

日间手术打造患者康复"加速度"

2021年年初，李卫国团队成功为一位82岁高龄的帕金森病患者完成了日间康复外科DBS手术，这标志着山东大学齐鲁医院日间康复外科手术在帕金森病的治疗方面达到新的水平。作为国内率先开展日间康复外科DBS手术治疗帕金森病的团队，李卫国团队为帕金森病患者带来了福音。

"作为一种退行性的神经系统慢性疾病，帕金森病药物'蜜月期'过后，患者面临剂末现象、冻结步态等。这一阶段的患者药效明显减弱，药物起效时间逐渐变长，药效时间变短。"谈起开展DBS日间康复外科手术的初衷，李卫国教授这样介绍。对药物关期患者来说，以前服药后感觉跟正常人一样，随着病情的进展，服完药以后效果减弱，随着服药量的增加，一些药物的不良反应也逐渐显露出来。因此，DBS手术就成为这个阶段患者的第二个"蜜月期"。如何把握最佳的手术机会，让患者尽快地进行手术，是李卫国团队一直考虑的问题。而把日间康复外科手术引入到帕金森病的DBS治疗中来，可以大大缩减患者入院时间，缓解床位紧张问题，同时促进患者快速康复，减轻患者痛苦，更为患者节省了开支，可以说是一举多得的好事。

目前，山东大学齐鲁医院神经外科接诊的帕金森病患者来自新疆、甘肃、陕西、黑龙江、安徽、河南、湖北等全国各地。李卫国教授信心满满地表示，随着远程医疗技术与日间康复外科技术的深度结合，将会有越来越多的帕金森病患者从中获益。

【来源：2022年4月3日山东大学齐鲁医院官网】

罕见！非同月同日生的四胞胎！

2022 年 3 月 31 日，山东一名怀上四胞胎的"95 后"妈妈引起众人关注——这位妈妈怀的虽然是四胞胎，但宝宝们却不是同月同日生。目前，两个哥哥已经陆续出生，住进了保温箱，另外两个宝宝却还在妈妈的肚子里。

山东"95 后"妈妈怀四胞胎

"结婚不久后妻子就怀孕了。我特别高兴，这是我听到过最好的消息。" 3 月 31 日，来自山东济宁的四胞胎爸爸楚先生正在医院忙前忙后。他说，妻子今年刚满 22 岁，她怀孕时一家人很高兴，但心中也有些担忧，因为她怀的是四胞胎。

"妻子最开始孕检查出的是三胞胎，因为第四个小家伙当时被挡住了，后来等我们发现是四胞胎时，已经错过了减胎的最好机会。"楚先生告诉记者，妻子怀孕初期身体状况还不错，所以一家人就逐渐放心了，开始提前准备小宝宝们的衣服。

2022 年 2 月的一天，妻子突然感觉肚子不舒服，楚先生赶紧把妻子送到当地医院，医生说情况很严重，风险很大。楚先生一刻不敢耽误，带着妻子赶到济南，住进了山东大学齐鲁医院。

"医生说我妻子是四胎妊娠，宫颈机能不全，出现了先兆流产。"楚先生说，听到这句话时，他非常紧张。为了妻子和宝宝们的健康，医生很快给妻子做了宫颈环扎术，努力让宝宝们在妈妈肚子里多待些时间。

老大、老二出生相隔 4 天,还有两个仍在妈妈肚子里

四个小宝宝又在妈妈肚子里安安稳稳度过了一些时光。

"3 月 22 日,我们的第一个宝宝出生了。"楚先生说,从前听说别人家的多胞胎都是同月同日生,他没想到,自己家的四胞胎会不在同一天出生。

"第一个小宝宝出生 9 天了,是个小男孩。"山东大学齐鲁医院产科二病区主任马玉燕告诉记者,当时胎儿才 25 周加 6 天,但是孕妇胎膜早破,宫口已开,胎头已下降,只能帮助她尽快分娩。

"这种情况算极早早产,如果四个宝宝那时全都生出来,并发症很多,存活的风险很大。"马玉燕说,第一个宝宝出生后,医生给孕妇做了紧急宫颈环扎手术,希望尽力延迟另外三个宝宝的出生时间。

第一个宝宝出生后,住进了保温箱。仅仅过了 4 天,第二个宝宝也出生了。山东大学齐鲁医院产科二病区主任马玉燕回忆,这位孕妇从济宁转诊来医院时,因怀四胞胎致子宫张力大,宫口松弛,这种情况很危险,极易造成胎儿流产或早产。

"多胎妊娠对母亲和胎儿都有很大风险,我们一般是建议减胎。"马玉燕介绍,但因为这位年轻妈妈来济南时,胎儿已 22 周多,错过了最佳减胎时机,当时身体状况不太适合减胎,她也希望能把四个宝宝都平安生下来。在这种情况下,医生只能尽力帮她保胎,帮她分娩。马玉燕说,四胞胎中两个提前出生,另外两个"保胎"后过一阵子再出生,这种情况在全国也是罕见的,甚至在世界上也是不常见的。

马玉燕介绍,按照世界卫生组织的界定,胎龄不足 37 周的新生儿为"早产儿"。根据我国标准,32 周至 37 周诞生的为"晚期早产儿",28 周至 32 周诞生的为"早期早产儿",不足 28 周就诞生的为"极早早产儿"。目前出生的两个宝宝都是男孩,住在重症监护室,新生儿科的医护团队正对这两个宝宝进行治疗和护理。

四胞胎生了两个,剩下的两个咋办?马玉燕告诉记者,医院产科正在对母亲和宫内两个胎儿进行治疗、护理,在保证母亲安全的情况下,尽量帮孕

妇延迟分娩。

宝宝住进重症监护室　热心网友帮忙筹款

"两个宝宝在保温箱，我还没能见到他们。"楚先生告诉记者，他和妻子都非常感谢医生，也都牵挂重症监护室里的两个孩子，但因为还有两个宝宝没出生，他目前最大的任务就是照顾好待产的妻子。

"我妻子最辛苦，我非常感激她。"楚先生说，他每天都会给妻子按摩，今天下午妻子腿有点肿，他给妻子揉腿揉了半个多小时。

作为四胞胎的爸爸，楚先生心中充满了初为人父的甜蜜，也充满了担忧。"我们是农村普通家庭，现在妻子和孩子的治疗费用数目较大。"楚先生说，他在老家是做物流工作的，每个月工资约5000元，家里也没有多少积蓄，现在住院的各项费用都是他找亲友借来的。另外，很多热心网友也纷纷捐款，为这个小家庭送上温暖。

"宝贝们，爸爸妈妈非常爱你们，希望你们能健康快乐成长。我们想见证你们长大，学业有成，参加工作，直到你们有自己的家庭。希望你们和天下所有的宝宝都健康平安。"楚先生说，他一定会更努力工作，让妻子和四个宝宝过得更加幸福快乐。

【来源：2022年4月1日大众网·海报新闻】

一位"齐鲁人"带着情怀的回归

写她的故事时我想了很久,不知道该用什么做题目,最后还是觉得"回归"这两个字才是对她的选择的最好描述。

她,叫邢文美,于 2010 年 1 月 1 日从山东大学齐鲁医院门诊部退休。

2021 年 7 月,当得知门诊部召集离退休职工成立"齐鲁夕阳红志愿服务队"时,她义无反顾地报名了。她说:"这次我才是真正地回归了。"

邢老师对门诊部有着深厚的感情,她见证了门诊部发展的几十个春秋,也目睹了门诊人一代又一代地更迭。

穿上蓝马甲的那一刻,邢老师高兴得合不拢嘴。当以一名"夕阳红"志愿者的身份踏进这熟悉的大厅时,她并没有因长期的退休生活而对其产生任何陌生不适,反而感到无比亲切。

回归

当问到邢老师回来的原因时,她说:"在门诊部工作这么久了,门诊部在哪里,我的心就在哪里。"

邢老师在门诊部坚守了那么多年,现在为了服务患者,退休后的她又毅然选择回归工作,回归到患者身边。志愿服务对她来说,既是一种坚守,也是一种传承。

早在 2011 年,邢老师就曾以医务志愿者的身份来医院参加志愿活动。在接下来的 10 年中,她陆续又做了很多志愿服务工作,热心公益的脚步从未停止。门诊部的布局虽然变了,但门诊人的初心一直未变。门诊人的精神从邢老师那一代一直传承到我们年轻一代,这是暖暖的"齐鲁温度"。

自新冠疫情发生以来,老年人愈发感受到与现代社会的脱节——很大一部分老年人不会使用智能手机,无法享受信息时代带来的便利。而这也是邢老师选择回归的原因之一,她说:"自己对这种困难深有体会,所以才努力学习如何使用智能产品。自己体验到这种便利,才会有动力、有能力去帮助更多的人。"在她的带动下,很多退休的志愿者纷纷拿起了手机,走进了医院的大门。

在成立"齐鲁夕阳红志愿服务队"之前,邢老师会定期来医院开药。走过门诊大厅时,她会随手扶起歪倒的隔离带,也会将别人随意丢弃的纸条捡起扔进垃圾桶,有时还会劝阻在院内吸烟的人。

"修身、齐家、治国、平天下",由个人而至天下,由一点向外不断扩展,体现出中国人特有的家国情怀。邢老师将这种情怀完全投入到了为患者服务的公益事业中。

传承

在门诊部服务中,邢老师不但用心学习医院的新规定、新举措,更用心发现医院每一处微小的变化,还经常为提高志愿者服务水平建言献策。比如她提出可以将服务指南做成小口袋书,方便志愿者随时翻看;她还提出志愿者应主动走向人群,而不是坐在志愿服务站里等候问询。

"齐鲁夕阳红志愿服务队"刚组建时,门诊部担心老志愿者们不太熟悉医院布局,所以在老志愿者的旁边都搭配一名年轻的志愿者。门诊部的初衷是在老志愿者们发挥余热时,为他们做好健康和后勤保障。说是让年轻人配合邢老师,其实是担心她的身体吃不消,毕竟已过了花甲之年,而在医院一待就是4个小时,有时候甚至是一整天。

然而,在工作中,邢老师经常给年轻人讲老门诊的故事,讲她怎样见证医院的发展,如何在患者的口口相传里,在门诊部一件件琐碎的小事里,看到了"美人之美,美美与共"。

在两代人的交流中,奉献、友爱、互助、进步的志愿者精神就这样默默地完成了代际交接。邢老师用实际行动向新一代的"齐鲁人"完美展示了齐鲁情怀与使命精神的践行与传承。

【来源：2021年《山东大学齐鲁医院报》第 621 期第 8 版，故事讲述人：山东大学齐鲁医院门诊部　范弘】

跨越 4000 公里的求医路

2021 年 10 月 3 日,医院感染性疾病科徐克医生正值夜班,听到预检分诊台刘园园护士呼喊:"徐大夫,发热门诊来了 4 名新疆患者,你来看看是什么情况。"对曾经在新疆学习和工作过的徐克来说,"新疆"是非常熟悉和亲切的字眼。

此时的天空飘着小雨,发热门诊外,徐克对 4 名冷得哆哆嗦嗦的患者说:"亚克西穆塞斯。"很久没用维吾尔语打招呼,徐克显得有些生疏和干涩,但是他们明显地感受到了医生的善意。刘园园为他们端来热水,徐克在仔细交流中了解到,这 4 名患者都得了同一种病——布鲁氏菌病,4 名患者中年龄最大的 41 岁,最小的才 11 岁,他们听读医学院的亲戚说山东大学齐鲁医院感染性疾病科治疗布鲁氏菌病效果好,便乘飞机来到齐鲁医院治病。

徐克充分了解病情后,请示了感染性疾病科主任王刚教授,并汇报了 4 名患者的病情。王刚表示:"4 名布鲁氏菌病患者不远千里慕名前来治病,我们应该基于最大的责任心给予帮助。"

筛查并发症,制定个性化治疗方案

10 月 4 日一早,感染科医生曲春媚给 4 名布鲁氏菌病患者办理了入院。因为语言不通,患者的病历书写变得尤为困难,为此医生们专门下载了翻译软件,一边书写病历、沟通病情,一边学习维吾尔语。

布鲁氏菌病临床表现多样,病程长短不一,极易被误诊,潜伏期通常为 1～3 周,也可长至数月甚至一年以上。最初的表现是非特异性的,包括发热、骨关节痛、疲劳、头痛、盗汗、淋巴结肿大、肝脾肿大，男性患者可发生睾丸、附睾肿胀等，女性患者可发生乳腺炎等。慢性期包括全身性非特异性症状(类似神经症和慢性疲劳综合征)和器质性损害，如骨骼-肌肉系统、神经系统和心血管系统等病变。局灶性感染很常见，会影响身体的大多数器官。为此，医生们针对患者的病情，积极筛查相关并发症，制定了个体化的治疗方案。经过积极治疗，患者的病情均得到明显好转。10 月 14 日，4 名患者均好转出院，医生要求他们按照科室制定的方案回当地继续巩固治疗。

以患者为中心，以专业知识架起"鲁新一家亲"的桥梁

在新疆患者住院期间，王刚始终强调多想想患者的不容易，一定要对得起患者的信任。为了真正照护好这 4 名患者，科室医护人员下了很多功夫。首先是"沟通关"。因为语言不通，医生在和患者沟通病情时就会面临困难，科室医生闻赛专门把查房要询问的问题、药品的用法等翻译成维吾尔语交到患者手上，以确保患者的诊疗不出问题。其次是"饮食关"。按照疫情防控要求，4 名患者均不能离开医院外出购买饭菜，患者又不会网络订餐，而且需要食用清真饭菜，于是在患者入院以后，护士长尹霞立即和医院餐厅管理部门联系，积极沟通后，由餐厅派专人将定做好的清真饭菜送到科室，从而解决患者吃饭的问题。另外，主管护师冯思红等护理人员也自掏腰包，购买了一些清真食品送给患者。最后是"检查关"。因为语言不通、地域不熟，患者在办理入院、完善检查时无法独立完成，必须有专人陪同，在科室轮转的研究生及进修的医生们始终耐心陪检。

在"布鲁氏菌病"亚专科建设的要求下，王刚医疗团队不断加强布鲁氏菌病专业建设，以科研为基础，推动临床诊疗创新，不断扩大学科影响力，使"布鲁氏菌病"的诊疗始终走在全国前列。山东大学齐鲁医院感染性疾病科在"以人为本""以患者为中心"的医疗服务理念的指引下，将会以更加专业的技能、更加精湛的医术，为来自全国各地的布鲁氏菌病患者提供高质量的医疗服务。

【来源：2021 年 10 月 15 日山东大学齐鲁医院官网】

生死抢救——医护员工奋力抢救突发晕厥患者

2021 年 8 月 23 日,山东大学齐鲁医院华美楼预检分诊处上演了一场"生死抢救"。一名前来就诊的人员突发晕厥、失去意识,神经外科重症监护室张登科护师、门诊部耿艳护师、心脏外科重症监护室魏苗苗医师、普外科王东旭医师和保安田君尚迅速反应,第一时间对患者进行抢救。

当日上午 8:45,前来医院就诊的人员络绎不绝,就在人群有序通过预检分诊台时,一名男性患者突然双腿发软,倒在了分诊台前。人群中突然发出呼救声,气氛立刻紧张起来。正在家属不知所措时,离患者最近的耿艳反应迅速,一个箭步飞奔过去,拍打患者肩膀并大声呼叫,发现患者没有反应,立即触及患者颈动脉,并检查呼吸和瞳孔情况,判断需要立即进行抢救,随即放平患者。张登科紧接着跑上前,找准按压位置立即对患者展开胸外按压。魏苗苗一边维持预检分诊秩序,一边打电话联系急诊科安排医务人员携带设备、药物到现场进行救治。

施救现场,大家有条不紊,将患者头部侧向一方,用右手食指清理口腔内异物,魏苗苗、王东旭及经过医院专业培训的保安田君尚轮流对患者进行胸外按压,患者家属自发对患者进行人工呼吸。周围人群自觉让出空间并保持安静,大厅中只听到医务人员抢救的声音,"1001,1002……","一个循环,两个循环……",大家时刻观察着患者呼吸、意识及瞳孔的变化情况。抢救大约持续 10 分钟后,患者渐渐恢复了意识和自主呼吸,微微睁开了眼睛。人群中传来一阵阵欢呼声,"人活了",有人情不自禁地喊道。急诊科医护人员迅速将患者转移到了医院抢救室,进行下一步观察和治疗。

人群渐渐恢复了秩序,刚刚参与抢救的医护人员默默回到了各自的工作岗位,继续一天忙碌的工作。下午抢救室传来消息,因施救及时,目前患者生命体征平稳,患者家属流下了感动的泪水,并对齐鲁医院医务人员的迅速抢救表示感谢。齐鲁医院医护员工在生死攸关的时刻,坚守初心、不负嘱托,时刻为人民群众的生命健康安全保驾护航。

【来源:2021 年 8 月 24 日山东大学齐鲁医院官网】

国内最小"失聪宝宝"的"求声"路

白白胖胖,可可爱爱。

2021年7月底,那个先天失聪的小宝宝回内蒙古了。

他有一个特殊的身份——全国年龄最小的双侧同期人工耳蜗植入患者。2021年7月,他第一次听到了妈妈的声音。

10多天前,仅6个月的内蒙古小宝宝佑佑(化名)一家启程,连续开车4天,跨越2000多公里路,来山东"求声"成功。他们为何舍近求远,即使跨越2000多公里路,历时近百个小时,也要从内蒙古到山东求医?

接下来讲述这个国内年龄最小的双侧同期人工耳蜗植入患者背后的故事,揭秘这段从内蒙古到山东,跨越千里的"求声"故事。

第一次听到声音! 宝宝哭了,妈妈含泪笑了

"哇……哇……"

7月27日,在山东大学齐鲁医院耳鼻咽喉科,刚满6个月的内蒙古小宝宝一声啼哭,响彻整个房间,在场所有人都露出了欣慰的笑容。

声音再大一点,再大一点点……伴随着医生的调试,所有人的心都跟着紧张起来。

妈妈的声音、医生的声音、周围的说话声、脚步声……一点点"流入"耳朵中,这是他出生以来第一次听到声音,小宝宝的哭声更大了。

这名小宝宝有一个特殊的身份——国内年龄最小的双侧同期人工耳蜗植入患者。

2021年7月,他在山东接受了一场人工耳蜗植入手术。宝宝身体状况很好。很快,他就出院跟随父母返回家乡内蒙古海拉尔了。

宝宝一声一声啼哭,他的妈妈许芳(化名)却含着眼泪笑了。

从今以后,风吹过树叶的声音、雨从天空落下打在地上的声音、小燕子的叫声……这个6个月的小宝宝,将从一片毫无声音的"寂静"世界中走出来,听到世上所有美好的声音。

从绝望到"听力重生"

在妈妈的怀抱里,这个小宝宝的人生曾经历一波三折。

回忆起宝宝听不见声音的日子,年轻的妈妈许芳仿佛又回到那绝望的一刻。小宝宝名叫"佑佑",长得白白胖胖,一双大眼睛十分可爱。小佑佑出生后看起来很正常,聪明可爱,和其他孩子没什么不同。

命运的转折发生在一次体检中。

"听到孩子听力有问题的时候,我简直不敢相信。"许芳夫妇回忆,佑佑在出生后不久的一次体检中,被发现听力好像不太对劲。

"有可能是先天性耳聋,建议检查一下。"听到这个消息,许芳大脑一片空白。

"孩子出生的那一刻就听不到声音?他从来没听到过妈妈的声音?他的听力是一片'空白'?"许芳不敢相信这一切。她回想着宝宝出生以来,娘俩的互动明明那么温暖和谐,孩子怎么可能会失聪。她心疼自己的宝宝,无法接受这个现实。

"孩子如果真的听不到声音,以后长大了怎么办?"许芳说,抱着一线希望,他们夫妻俩带着孩子到多个医院检查,最终确诊为先天性双侧极重度感音神经性耳聋。听到消息的那一刻,许芳愣住了,她非常绝望。

从那天起,许芳夫妻两个开始带孩子四处求医。

"我一开始抱着希望,觉得能治,结果几乎所有医生都说不能治,我太绝望了。"许芳说,带着孩子走遍了大大小小的医院,终于得到了一个解决的办法——安装人工耳蜗。

一个出生几个月的小婴儿，年龄实在太小了，许多医院都不愿意做手术。许芳夫妇不甘心，带孩子跑了许多医院，打了无数个电话咨询，最终也没有医院同意给这么小的宝宝做手术。

有医生劝她，等孩子大一点再做手术吧。但是许芳不舍得让孩子在无声的世界里待下去，她想让孩子早点听到声音，早点感受到妈妈的声音，希望宝宝和其他孩子一样能听见、能说话。

开车 4 天，从内蒙古到山东，跨越 2000 多公里为宝宝"求声"

一个打往山东的电话让一家人看到了希望。

在辗转多地求医的过程中，许芳听说去山东能找到解决的办法。她和丈夫第一时间把电话打到了山东。

"有机会的，我们给 7 个月的宝宝做过这种手术。你们如果想来，可以过来检查评估一下。"在电话里，山东大学齐鲁医院耳鼻咽喉科副主任张寒冰的一席话让这对年轻的夫妻看到了希望。

"太感谢山东的医生了！我们很快就决定开车赶往山东。"许芳的丈夫说。

从遥远的内蒙古海拉尔到山东济南，跨越 2000 多公里，一家人整整开了 4 天。

"孩子太小了，我们开一段就要停下，让孩子休息一段时间，开了 4 天才赶到山东。"许芳的丈夫介绍。经过一路奔波，一家人终于在 7 月 18 日到达山东大学齐鲁医院。

令夫妻俩欣慰的是，因他们带着幼儿不远千里而来，齐鲁医院相关部门给予了他们很大的帮助，医院协调给小宝宝开通了绿色通道，孩子当天就被收治到了耳鼻咽喉科。

一场"求声"手术，多个科室联合"出动"

佑佑的手术牵动着所有人的心。

"佑佑是先天性双侧极重度感音神经性耳聋，这是一场技术要求比较高的手术。"齐鲁医院耳鼻咽喉科副主任张寒冰介绍。

这是一场特别的手术,如果手术顺利进行,年仅 6 个月的佑佑将成为国内年龄最小的双侧同期人工耳蜗植入患者。

爸爸、妈妈、医生……所有人都期待着这场手术能给佑佑带来命运的转折。

佑佑的手术也面临不少难题。张寒冰介绍,像佑佑这种仅 6 个多月的超低龄宝宝,人工耳蜗植入面临颞骨发育差、乳突气化不良等挑战,是植入面临的难题之一。非气化乳突的创面渗血问题与婴幼儿血容量低等进一步加剧了麻醉风险。同时,双侧同期植入对手术时间要求也十分严格。

为此,张寒冰团队迅速联合小儿内科、小儿外科、影像科及麻醉科等相关科室,评估患儿的各项指标,设计了详尽的手术方案。同时,耳鼻咽喉科护理团队联合小儿外科、手术室护理团队也制定了细致的护理方案。

10 分钟、30 分钟、1 个小时……终于,在一个半小时后,佑佑的手术成功了!

手术后,佑佑的身体恢复得不错。过了没几天,佑佑的爸爸妈妈就收到了医生的好消息,佑佑可以出院了。

2021 年 7 月 27 日,一直处于无声世界中的佑佑第一次听到了妈妈的声音,听到了外界的声音,房间里响起佑佑一阵阵响亮的哭声……

看到孩子哭了,年轻的妈妈许芳却笑了。许芳说,孩子年龄还小,作为妈妈,在孩子手术之前心情十分沉重,但当看到孩子术后从麻醉中醒来,因听到声音而惊讶时,又十分激动和开心。

从万般担忧到欣喜返乡,如今佑佑已经随家人返回内蒙古。今后,他将慢慢熟悉有声音的世界,并一步步学会和妈妈对话,和这个美好的世界对话。

为何选择山东? 传说中的"靠谱山东"

"我们打听了一圈都说山东靠谱,我们就开车奔赴山东了。"许芳夫妇表示,作为年龄那么小的失聪孩子的父母,他们选择让孩子在这么小的年龄做手术也是经过了一番思想斗争,下了很大的决心。

"山东的医生愿意接收我们,更重要的是我们听说山东的专家靠谱。"许芳说,她和丈夫听说山东大学齐鲁医院在 20 世纪 90 年代就开展了人工耳蜗植入,是山东省内最早开展人工耳蜗植入的医院之一,还承担着国家及山东省多项听力障碍儿童康复救助项目以及"希望之家"成人人工耳蜗救助项目。

为什么许多医院不敢做的手术,山东的医生却敢做?

"这不是我们第一次给低龄儿童手术,我们之前给 7 个月的宝宝做过,有经验,也有信心和勇气。"佑佑的主治医生张寒冰介绍,她的团队已完成近3000 例人工耳蜗植入手术,包括多种先天畸形人工耳蜗植入及超低龄人工耳蜗植入等,技术水平和完成数量均位居国内前列。

佑佑是中国众多先天性耳聋宝宝的一个缩影,不同的是,他是国内目前年龄最小的一名患者。

春风掠海,夏日蝉鸣,冬雪落地……从今以后,佑佑将"走出"那个无声的世界,慢慢听到世上所有美好的声音。

【来源:2021 年 7 月 29 日大众网·海报新闻】

医院完成首例 2 岁供肾儿童肾移植
手术,9 岁女孩获新生

2021 年 4 月 30 日下午 4 点,马上迎来"五一"长假之时,在山东大学齐鲁医院医生办公室,国家器官分配系统发出急促的"嘀嘀"提醒声,系统显示一颗只有 2 岁的供体肾脏被分配给了我院 9 岁、体重 24 千克的患儿受体萱萱(化名)。

萱萱由爷爷奶奶抚养大,还有一个弟弟和一个妹妹,父母一直在外打工。两年前,萱萱开始出现鼻出血,今年 3 月份鼻出血加重,不易止血。爷爷奶奶赶紧把孩子父母从外地喊来,到当地医院检查,萱萱的血色素只有 5 克,不到同龄人的一半,血小板也很低。父母赶紧带她来到了齐鲁医院儿科,进行了骨髓穿刺等检查,查血发现孩子得的是尿毒症,血肌酐(尿毒素)已经高达 1138 μmol/L,这是正常成年人标准的 10 倍,同龄孩子的 15 倍。器官移植科崔先泉副主任医师最初接诊这个患儿,建议其进行血液透析治疗,但最终能治愈尿毒症的方法还是肾移植。苦于没有肾源,孩子只好先在大血管上插上一根血液导管进行血液透析。局麻下插导管操作时,懂事的萱萱克服着恐惧,强忍着眼泪一声不吭。回老家透析几次后,萱萱父母决定继续为孩子治疗,于是又赶回齐鲁医院坚定地向医生表达要肾移植的意愿。医生将透析方式改为腹膜透析,并进行了移植配型,等待肾源。

国家器官分配系统分来的供体肾脏是否适合接收,眼下只有半小时的考虑时间。崔先泉和器官移植科主任靳斌慎重考虑后,在目前供体来源困难的情况下,由崔先泉亲自接收器官,攻克技术难关,准备实施手术。主治医师徐倩倩星夜兼程负责到外地获取器官。这时的高架路、高速公路已出现了严重堵车,原本 1 小时的车程用了 5 个小时。取到器官返回医院时,已经是"五一"假期第一天的早上 6 点,徐倩倩顾不上休息又赶到手术室修肾。

婴幼儿供肾的儿童受体肾移植手术在齐鲁医院尚属首次,之前多为成人供肾给儿童,儿童供肾给成人。由于存在儿童肾脏体积小,血管细,对吻合技术要求高,术后血管并发症多等困难,导致大多数医院只做成人的肾移植。通过修整,供肾有多支血管,最细的只有针眼大小,稍有不慎,血管扭转就可能形成血栓,前功尽弃,可见手术难度之大。崔先泉与孙怀斌精修细检,将供肾修整好,制定周密的手术吻合方案。手术由崔先泉主刀,孙怀斌、徐倩倩为助手,手术室护士长薄其玉等全力配合手术。经过 7 个多小时的手术,供肾血流开放,肾脏立刻泌尿,手术宣布成功!

手术成功只是肾移植成功的第一步,围手术期的严密观测才是最重要的,其决定着供肾能否成活,尤其是儿童肾移植。为了做好患儿肾移植术后的病情观测,崔先泉整个假期都在医院病房中度过,每天观察尿量、水电解质的变化,分析化验结果,及时调整药物用量。截至目前,萱萱尿量每天都在 2000 毫升左右,肾功能指标血肌酐已恢复正常。萱萱是不幸中的幸运儿,从发现尿毒症到实施肾移植手术,只用了两个月的时间。

参与此次救治的医护人员都是共产党员,其中给萱萱进行手术的崔先泉、孙怀斌和手术室护士段广娟还是齐鲁医院第四批暨山东省第五批援鄂医疗队队员,他们在自己的工作岗位上发挥着共产党员的先锋模范作用,全心全意地为人民健康服务。齐鲁医院器官移植科发扬"追求卓越,只争朝夕"的精神,肩负历史赋予的重任,勇做新时代科技创新的排头兵,为医院实现超常规、跨越式、高质量发展,为服务健康中国和健康山东建设贡献智慧和力量。

【来源:2021 年 5 月 8 日山东大学齐鲁医院官网】

"怪病少女"顽疾在齐鲁医院成功治愈

2021年,"怪病少女"杨晓霞来到山东大学齐鲁医院寻求救治方法,手足外科主任朱磊为其组织多学科会诊并设计个体化治疗方案,经过积极治疗后,杨晓霞康复出院。

"怪病"初患上:病菌极其罕见,伤口溃烂危及生命

1994年夏天,一个名叫杨晓霞的山东小姑娘患了一种"怪病",从右手到右前臂溃烂,并不断蔓延,甚至发展到左手。几经辗转,最终杨晓霞被北京军区总医院收治。为防止手指的急剧溃烂危及生命,医生们不得不给杨晓霞做了右前臂截肢手术,但术后残端一直不愈合,左手也只剩三个手指。医生们想尽办法,更换了一种又一种的抗生素,始终不见明显效果。多方邀请专家会诊,也查不清致病的原因。

最终,北京军区总医院专门成立了"杨晓霞救治小组",国家卫生部、北京市卫生局组织首都医学界27所军地医院、科研所、医学情报所的70多位中西医知名专家为其进行了10多次集体大会诊。经医学专家们联手攻关,杨晓霞的病因最终被确定为"多种细菌协同性坏疽"。北京军区总医院、中国预防医学科学院流行病学微生物学研究所等8所医院、科研所协作攻关,在杨晓霞肌体组织标本中,检测出12种病菌,其中有8种在人体上很少见到;有2种单独存在时没有毒性,而合在一起时,毒性则成倍增长;有3种在国际细菌学分类手册上找不到名称和位置。

通过缜密的中西医结合治疗,医学专家们终于遏制住了这种中外罕见

的疾病,杨晓霞转危为安。在中国康复研究中心接受完康复治疗并安装上假肢后,杨晓霞于 1995 年 10 月底康复返乡。

"怪病"疑复发:就诊齐鲁医院,燃起治愈希望

2020 年年底,杨晓霞仅剩的左手背侧再次出现"小黑点",并逐渐出现伤口,迁延不愈和。有了之前的治疗经验,她再次就诊于北京的医院。经过手术治疗,伤口局限于左手部及左前臂,未继续蔓延,但是伤口依旧迁延不愈和。就在她觉得治疗无望、丧失信心之际,有人向她推荐了山东大学齐鲁医院。于是她在网上了解山东大学齐鲁医院手足外科,看完介绍及科室诊治的疑难病例后,杨晓霞心中又燃起康复希望。

杨晓霞从北京出院后,于 2021 年 2 月 8 日就诊于山东大学齐鲁医院手足外科朱磊主任门诊。朱磊主任接诊后得知她就是 27 年前的"怪病少女",通过问诊治疗经过、分析病情,提出了治疗计划。为了重新燃起杨晓霞的治疗信心,朱磊主任表示,山东大学齐鲁医院作为国家区域医疗中心,对于各种疑难急危重症有较高的诊治水平,结合自己多年的临床诊疗经验,有信心让她得到良好的恢复。经过几分钟的沟通,杨晓霞对朱磊主任非常信任,也对自己的病情恢复有了信心。

"怪病"终治愈:多学科协作、个性化治疗,顺利康复出院

朱磊主任立即准备病房床位将杨晓霞收治入院,并安排王刚医师具体负责管理患者。手足外科主任朱磊、副主任许庆家及护士长乔丽组织科室医护人员讨论,鉴于患者病情的特殊性,安排专门的医生护士进行管理,在完善患者常规诊疗的同时,将病例上报医务处申请全院多学科会诊。2021 年 2 月 9 日,举行全院多学科会诊,王刚向各位专家介绍了杨晓霞的病情及治疗经过,朱磊和许庆家分别介绍了杨晓霞的病史及病情的特殊性。针对杨晓霞本次疾病复发,风湿免疫科李洁教授、呼吸内科薛玉文教授、皮肤科徐永豪教授、感染性疾病科王刚教授、血管外科姜剑军教授及全科医学科郑

春燕教授分别表述了自己的治疗意见,提出了需要完善的检查、检验及术中、术后的注意事项,最终提出了积极手术治疗感染的建议。

科室总结各个专业教授会诊意见后,尽快完善了检查、检验,排除禁忌后分别于 2 月 9 日和 2 月 13 日完成两次清创手术治疗,于 2 月 17 日完成创面修复手术治疗,术后应用创面治疗仪辅助换药。3 月 8 日,杨晓霞伤口愈合,顺利康复出院。后期来院复查结果较好,患者及家属对齐鲁医院手足外科医务人员表示感谢。

杨晓霞感染病例治疗的成功,充分彰显了山东大学齐鲁医院作为国家区域医疗中心诊治疑难病例的综合实力、引领区域内医学发展和临床研究的能力。

【来源:2021 年 4 月 23 日山东大学齐鲁医院官网】

"齐鲁解毒方案"挽救误服"敌草快"的福建女孩

2021 年 4 月 14 日,误服"敌草快"的 14 岁福建女孩经过山东大学齐鲁医院中毒与职业病科全体医护人员的精心救治和悉心护理,康复出院。

3 月 31 日,福建女孩小魏误服农药"敌草快",为了让小魏得到更好的治疗,家长决定用急救转运车把女儿送到山东大学齐鲁医院救治。在小魏即将抵达山东大学齐鲁医院时,医院已预留了床位,做好了相应的接诊准备。1800 多公里,两名司机轮流开车,冒雨奔波了近 16 个小时。4 月 1 日上午 10:31,小魏一家终于抵达山东大学齐鲁医院。中毒与职业病科开通绿色通道,以最快的速度将其收治到急诊科留观病房,菅向东主任带领团队立即对其进行接诊、救治。经过检查、病情评估,他们制定了一套符合小魏病情的个性化诊疗方案,方案以去毒治疗、保护重要脏器功能及控制并发症为主。

菅向东介绍说,在救治这类中毒患者方面一般有两个困难点:一个是早期的解毒去毒治疗,包括全胃肠洗消及血液净化,进行这些治疗时一定要做到密切观察;另一个是积极控制并发症。小魏也没逃得过并发症的"侵袭",治疗第 4 天,小魏的下肢出现了深静脉血栓。"这个并发症是比较严重的。一旦血栓掉下来,便可导致肺栓塞,若治疗不及时很快就会致命。"菅向东说。在处理血栓方面,菅向东团队有非常丰富的经验,他们早就考虑到了这一点,并进行了及早的干预和治疗,再次进行超声检查时,血栓已经被完全吸收,达到了临床治愈的标准。一周时间,小魏接受了 4 次血液净化治疗。

"小魏在治疗第 12 天的时候,各项指标都已恢复正常,达到了出院标准。"菅向东介绍,"一周以后她就可以正常上学了。"为了表达谢意,小魏一家三口在出院前向菅向东深深地鞠了一躬。小魏的父亲激动地说,在联系上齐鲁医院之前他是非常绝望的,因为当时周围好多人都对他说,喝了这种药根本治不好,当地三甲医院也拒绝治疗,很多人都劝他放弃,现在孩子康复得非常好,感谢齐鲁医院和齐鲁医院的医务人员给了孩子第二次生命!小魏母亲表示,根据医嘱,孩子出院后一个月、三个月和半年都要来齐鲁医院进行复诊,到时再来看望救命恩人。

　　菅向东说,救治此类中毒患者,临床经验非常重要。在多年的工作中,通过大量救治病患,积极总结与多方面比较相关技术和方法,最后形成了一套成熟的治疗方案——"齐鲁解毒方案"。同时,由菅向东牵头,全国百余名专家参与,在"齐鲁解毒方案"的基础上,通过深入研究最新临床数据撰写了百草枯中毒诊断与治疗"泰山共识",该共识在国内医疗界及患者中得到了广泛认可。目前,山东大学齐鲁医院中毒与职业病科已经成为全国专门研究和治疗百草枯中毒的重点医疗机构,也是目前全国最大的中毒治疗基地之一。

　　　　　　　　　　　　【来源:2021年4月15日山东大学齐鲁医院官网】

窗的眺望

2020 年，山东大学齐鲁医院 130 岁。初次接触齐鲁医院是在 2017 年，那时的齐鲁医院 127 岁，而我仅 16 岁——刚读高中。三年过去了，我如愿成了一个更好的少年，齐鲁医院也变成了我 16 岁时最深的记忆，至今难忘。

我与齐鲁医院的情缘起于 2017 年年初的一次就诊，从此我恋上了她的美——白衣天使救死扶伤的美。

2017 年注定是我生命中不平凡的一年，是我的新生之年。大年初六，我再次来到齐鲁医院，我成了骨二 C 区的小患者。向阳而生，我总是情不自禁地望向窗外，那扇窗似乎天天都在变化，却总被我看作新的希望。

这里的事物总离不开这样的颜色：高雅神圣的白，自然温馨的黄，充满希望的绿。这里的一切都带着庄严，不知是不是因为责任而显得那么一丝不苟。开始时，我透过那扇窗看：对面的病人明明患了病，却不显憔悴，满脸笑容就像开在春天里的花，你若给他换下病号服，他可能比你还精神呢！那时，一位医生正和他认真交谈，虽不知他们谈了些什么，虽不知那位医生是谁，但轻松愉快却是他们真实的写照。也许这份愉快源自齐鲁医院悠久的历史、深厚的文化积淀、坚定的信念；也许是因为我的年龄小，护士们生怕照顾不好我。负责我的住院医师马良医生刚好也是泰安人，为了改善我刚刚住院的不适，同我用家乡话交流。术前三天我数不清他来了几次，多半是提醒我检查的注意事项，还有小半是安抚我的心情。

妈妈说："心态好病自然会好。"虽然我在齐鲁医院待了不到一周，但在那里的每一天都是快乐的。这里的一切都是那么熟悉，仿佛在家里一样，马良医生像大哥哥一样关心着我。的确,快乐伴我走过了那段短暂的时光,齐鲁医院让我变成了一个更好的少年,让我在追梦的路上不再畏惧。

考虑到我的年龄小,为了确定一个更好的治疗方案,科室医生细细研究,有认为应该保守治疗的,有认为应该立刻手术的,又经过几次商讨,张元凯医生再次分析磁共振影像结果,最终决定实施手术。那时,马良医生担心我害怕手术,对我说:"只是一个小手术,没风险的,放心。"说实话,我真的不知道当时是什么给了我足够的勇气。后来再细想,定是那一扇扇窗带来的希望,是齐鲁医院护士们的关心,是齐鲁医院医生们的严谨,是齐鲁医院医术的精湛。

术后回到病房的我,张元凯和其他医生过来了解病情,检查伤口、活动我的双腿、询问我疼痛的情况……每一个环节张元凯医生都是一丝不苟,黑框眼镜更加映衬了他的严肃。刚刚下地走路的我,摇摇晃晃,走廊里爸爸在另一头等待,姐姐在我身后,时不时走过的护士、医生都会说:"不错呀,加油!"出院前,张元凯医生教给我几个简单实用的康复方法,马良医生留给我他的联系方式,并告诉我若有不适记得随时联系。

一年后,我因不适再次去复查。进门刚坐下便听到张良医生疑惑地问道:"才17岁,这么年轻,怎么了?""去年年初,双膝膝关节手术……",没等我说完,张良医生说道:"我想起来了,那个16岁的小姑娘。当初手术时……"让我没想到的是,他每年有500多台手术,竟然还能将我的病情记得如此清晰完整,简直不可思议!之后,他认真地检查我的膝关节,又亲自示范教给我两个康复动作。

三年后,我终于能够自由自在地奔跑,也如愿迈进了大学校门学习喜欢的专业,一切都向好的方向发展。然而新冠疫情让我度过了一个漫长的寒假,同时也让我再次认识了齐鲁医院。医者仁心,17年前抗击非典,17年后再战湖北。"华西"与"齐鲁"再相遇,一起书写大爱无疆,共同谱写华丽新篇。

齐鲁医院,你从1890年走来,时至今日,已有130载。130载,你在峥嵘岁月中风雨兼程;130载,你在砥砺耕耘中求索进取;130载,你初心不变情怀不改,始终铭记最初的信念,追寻历史的脚步坚定地走向未来。2020 年,19 岁的我把最美的祝福送给你:愿你跨越时空,信立齐鲁,仁济天下!

【来源:2020 年《山东大学齐鲁医院报》第 580 期第 7 版,故事讲述人:2017 年骨二 C 区患者　王鑫】

寻从医之路　结齐鲁情缘

　　2020 年是山东大学齐鲁医院建院 130 周年。回想起 1996 年的那个初秋,我第一次踏入齐鲁医院的大门,那时医院的名字还是"山东医科大学附属医院",医院历史文化长廊上的"医道从德,术业求精"八个大字格外醒目。通过入院培训,我了解了院训,懂得了这八个字的含义。

　　泌尿外科成了我护理职业生涯的第一站,孙绪杰护士长成了我的第一任护士长,也是我日后成为一名合格护士的领路人。孙护士长学识渊博、平易近人,一心一意为患者着想,她常对我们讲,只有树立了为患者提供优质服务的意识,才能对患者热情,克服生、冷、硬的工作态度,创造出一个良性的工作氛围,才能自觉地提高服务水平,为患者提供优质的服务。当然,只有提供优质服务的意识还不行,没有提供优质服务的能力,是不能为患者提供真正优质服务的。"工欲善其事,必先利其器",提高整个护理团队的业务能力水平,对于能否提供优质的服务至关重要。平时孙护士长总是督促科室年轻护士多学习理论知识,利用晨会提问与护理查房提高我们的理论水平,定期开展操作比赛,规范我们的操作流程。在她的影响下,我们从提高个人素质入手,利用业余时间自觉地进行各种业务技术学习,熟练掌握外科系统疾病的护理常规和治疗方法,提高服务技能和自身素质,为提供优质服务打下良好的基础。

　　她告诫我们工作时不要有私心杂念,要将病房以外的生活琐事统统忘掉,避免一时分心出现差错。她时常说:"我们作为白衣天使,微笑服务像是一把神奇的钥匙,可以打开心灵的窗户。微笑,并不仅仅是一种表情的展示,更重要的是与患者在感情上的沟通和交流。微笑服务并不只是脸上挂着笑容,还应有真诚的服务。试想一下,如果一名护士只会一味地微笑,而对患者身体有何病痛、内心有什么想法、有什么要求一概不知、一概不问,那么这种微笑又有什么用呢? 因此,微笑服务,还应有感情上的沟通和交流。只有这样,当你在服务和工作上出现疏忽时才会得到对方的谅解和包容。"

严以律己是她对自己严格的要求。每天清晨她总是第一个来到病房,准时微笑着推着装满病号服的推车出现在每位患者面前。"大爷,您夜间休息得好吗? 有什么事情吗? 让我为您换套干净的衣服吧!"接着便动作娴熟地帮患者脱下脏衣服换上整洁的病号服。吃饭的时间快到了,她总能在餐车到来之前第一时间为患者擦净双手,准备好餐具,餐车一到,便有秩序地为患者打上可口的饭菜,双手端到患者面前。对于生活不能自理的患者则亲自送饭入口,每日三餐,从不厌烦。寒来暑往,一干就是 40 年,她用自己的行动向我们诠释了优质服务的深刻内涵。

孔子曾说过:"己所不欲,勿施于人。"她教会我们换位思考,多站在对方的角度思考,凡事就多了一份谅解,多了一份释然;多为对方想一想,凡事多做一点,为患者、为下一环节的同事多提供一些方便,我们的工作就会顺畅很多。用自己的实际行动感染身边的每一位同事,使大家能够在这种良性的氛围中得到熏陶,从而形成一股强大而持久的影响力,不断提升我们的服务水平。她待人诚恳热情,平易近人,经常同医生护士坐在一起讨论业务问题。天气炎热了,孙护士长便买来冰糕给大家降温。每每这时,她总是忘不了先给卫生员送去,说他们工作辛苦,我们要多体谅他们、关心他们。每年除夕夜,病房里总是孙护士长值夜班。她时常说:"护士们一年到头轮夜班,大年三十应该回家团圆。"为此她没有丝毫怨言,还早早包好水饺带到病房送给不能回家过年的患者。

孙护士长刻苦钻研、博学多才、思维敏锐、谦虚谨慎、兢兢业业的工作作风,影响着所有医护人员,她优秀的品质和优良的作风给我们留下了深刻的印象,受到我们的尊重与爱戴。她也连续多年被评为"三八红旗手"和全国劳动模范。在她的影响下,我丝毫不敢懈怠,快速掌握了泌尿外科的理论知识和操作技能，很快便能胜任科室各班次的工作，并多次参与科室急危重症患者的抢救工作。

2005年，由于工作的需要，我被调入血液科，从一名外科护士变成一名内科护士需要更多的耐心和细心，尤其是面对白血病患者的反复入院、多次化疗，需要更多的呵护和健康指导。

山东大学齐鲁医院血液科是国家临床重点专科，人才济济。每天早上7点半，有一位满头银发、精神矍铄的老人会准时出现在肿瘤中心门前，他站在电梯口，看到坐轮椅的患者时，他会轻轻挥挥手，示意让患者先上电梯，站在电梯里，他从来不会夸夸其谈，只是静悄悄地站在角落里，把空间尽量留给别人，把方便让给大家。通常不会有人注意到这些细节，但是这就是我们的张茂宏教授，他举手投足间的谦虚、善良、博爱与宽容值得我们每个人学习。

张茂宏教授学识渊博、平易近人、严于律己，一心一意为患者着想。他善于思考和发现问题，不论是看到国际最前沿的血液病指南还是遇到疑难杂症或是在其他医院见到突出病例，他都会亲自在电脑上制作出课件，并打印出来分发给大家，然后再给大家详细地讲解、分析。这位耄耋之年的老人用手指一个字一个字地敲打键盘，以确保一个标点、一个符号都不会出错。张老对医学事业的精益求精、对工作高度负责的态度让我们敬佩不已。每次授课，他都准备得非常充分，每一份疑难病例他都认真分析、及时分享，他的谦虚谨慎令我们肃然起敬。从张茂宏教授身上我们不仅学到了医学知识，提高了业务水平，更懂得了谦和、大度、博爱、真诚的做人道理。

退休后的张教授本该颐养天年，但他却依然把祖国、人民的利益和医院的需要作为自己的第一需要，坚持磨炼、充实自己，创造性地贡献自己的一切。每天他来得最早，走得最晚，当有一次问到他为什么每天都来医院时，他淡淡地说了声："习惯了。"就这么简简单单的三个字，却表达出了张教授的心声。经过近70年的寒风酷暑，每天早来医院已经是一种习惯，是一种对患者的牵挂、一种对事业的执着、一种对晚辈们的不舍和对医学永无止境的追求。为病患解除病痛、使精诚医术得以传承已经成为他的人生使命。

　　"以铜为镜,可以正衣冠;以古为镜,可以知兴替;以人为镜,可以明得失。"从牙牙学语到不惑之年,我遇到了人生中的许多老师,他们如同一面面明镜,教会我知识,帮助我树立积极向上的价值观,引导我走上正确的道路,让我时刻对照不足、牢记使命、勇于担当。从他们身上,我学到了许多医学知识和做人的道理,他们点亮了我的心灯,让我感受到了善良真诚、积极进取、无私奉献的快乐。

　　130年来,齐鲁医院发生了日新月异的变化,这些变化离不开一代代医德高尚的医学专家的辛勤汗水和不懈努力。正是因为他们鞠躬尽瘁,全心全意为人民服务,充分发挥救死扶伤的人道主义精神,为祖国和人民贡献毕生的心血和才华,在无数个日日夜夜的平凡劳动中闪耀着不平凡的光辉,齐鲁医学事业才得以蓬勃发展,才有了今天的辉煌成绩!

　　饭后茶余,捧起张茂宏教授的自传《从医留痕》,拜读老一辈"齐鲁人"艰难的从医路,体会他为医学事业奉献毕生心血的无畏精神。《从医留痕》详细记录了他一生的执着追求,从童年到中年,从中年到暮年,每一个阶段都有着不同的经历。我不敢漏掉一个字,不敢错过一句话,仿佛穿越时光,依稀看到那个执着刚毅的少年,那个秉烛夜读的青年,那个为了治病救人而不顾枪林弹雨、四处奔波的医者和他周围团结如一、善良质朴的同学、同事……品读张茂宏教授发自肺腑的真情实感,我理解了为什么冷风刺骨的严寒、烈日炎炎的炙烤都阻挡不住张茂宏教授在医学之路上前行的脚步,更不敢忘记张教授求知若渴、虚怀若谷的人生态度和淡泊名利、朴实无华的至高境界。

　　"最是人间留不住,朱颜辞镜花辞树。"或许,最美的事不是留住时光,而是留住记忆。当岁月的年轮又划过一道印记,日子在不经意间悄然流逝,秋叶落地黄,平淡流年暖。穿过春风无痕,走过夏雨迷蒙,捡拾秋叶丰盈,迎接冬雪寂然,每一季的忙忙碌碌,每一天的真情付出,每一次的不懈努力,都能体会知足常乐,感知无畏风雨。张茂宏教授为医院建设发展奉献了一生。在"敬佑生命　守护健康"首届山东省卫生健康微电影大赛中,山东大学齐鲁医院报送的宣传张茂宏教授的《医者无憾》荣获组委会特别奖。这不仅仅是一份荣誉,更是对我们齐鲁医院老一辈医者的真实写照,是让我们时刻牢记"医道从德,术业求精"的齐鲁医院院训,督促自己树立崇高的信念和为党、为人民奉献一切的精神,培养视病人如亲人的服务理念,为患者提供优质服务,向社会和人民交出一份合格的答卷。

【来源:2020 年《山东大学齐鲁医院报》第 579 期第 7 版,故事讲述人:山东大学齐鲁医院血液科　张莉】

跟着朱汉英教授值夜班

2020 年正值山东大学齐鲁医院建院 130 周年。回望 20 世纪 60 年代，我刚从山东医学院医疗系毕业，寒窗苦读，艰辛求学，大学五年虽然初步掌握了基础医学知识和理论，但是医疗技术和临床经验都近于空白。毕业后，我被分配到山东医学院附属医院（现山东大学齐鲁医院）神经科工作，那时神经科包括神经内科、外科两个组，属于同一个科室。全科室医生和护士都在一起查房、门诊和值夜班。年轻医生跟着老医师边工作，边学习，边提高。因为那时还没有现行的研究生培养制度，科里的高年资医生一般都是年轻医生的老师。这样新的年轻医生入院，会跟着科内不同的老医师一起查房、值班，这点倒像美国加州伯克利大学文理学院的情况，老师多学生少，师生比例 8：1。这能使年轻医生接触到不同工作风格的老师，学习到不同的临床经验和知识。

有一天，我跟着朱汉英教授值夜班，急症室收治了一名从外地来的急症昏迷患者。朱教授赶到急症室后，立刻弯下身子仔细检查躺在担架上的患者，测定呼吸、脉搏、心率和血压等生命体征，然后仔细进行神经系统检查，观察患者神志、瞳孔、眼底、瞳孔对光的反应及上肢、下肢的肌腱反射和深浅反射等，逐项检查，一丝不苟。他反复蹲下去又站起来，给我详细耐心讲解每个体征的意义。

随后他站起来，十分严谨和非常肯定地对这个病例做出了诊断："这是一例由惊吓所致，大脑皮层高度抑制而出现的癔病样反应，应采用心理和暗示治疗。"说罢，他拿来一根消毒过的针灸针，然后针刺患者人中和合谷等穴位。患者立即睁开了眼睛，手足也逐渐能够主动活动，经过数分钟的治疗，患者完全恢复了知觉，最后竟然自己走出了医院。一项正确有效的治疗要基于正确的诊断，正确的诊断来自详尽的病史、系统的查体，结合实验室检查、影像学资料以及精确无误的病情分析，方可做出明确诊断和有效治疗。这件事使我体会到了了解病史、神经系统检查、视触叩听基本功的重要性。做一名认真负责、服务热情、医术精湛的好医生，将是我终生追求的目标。

朱汉英教授的大家风范、为人师表、儒雅可亲的形象，永远牢牢地铭刻在我的记忆中。

【来源：2020 年《山东大学齐鲁医院报》第 570 期第 8 版，故事讲述人：山东大学齐鲁医院神经外科　吴承远】

用爱与担当筑牢防控病毒的"防火墙"

2020 年的冬天因新冠病毒弥漫而更加寒冷,山东大学齐鲁医院援鄂医疗队的队员们逆风而行,用爱与担当为湖北人民群众健康铸造起防控病毒的"防火墙"。他们的到来,犹如冬季的暖阳,温暖着每一个患者。每天,医疗队的队员们一边帮助患者与病毒搏斗,一边无微不至地照料他们的生活,安慰他们紧张而焦虑的心情。在这场名副其实的生死战争中,他们不仅是英勇无比的白衣战士,更是心中有大爱的白衣天使,他们用信念和毅力与病毒抗战,他们用关怀与鼓励温暖生命。他们始终相信,冬去春来,战"疫"必胜!医护人员和患者,本来就是同一个战壕里的战友,只有同仇敌忾,才能消灭病魔。

急病患所急,想病患所想

重症医学科主管护师李颖霞将自己的水果分享给患者,她在手记中写道:今天上班时,从酒店带了一兜水果,还有纸尿裤,拿到病房里。晚上,我问一个病情相对较轻的患者:"你想不想吃水果?我带了好多水果,有苹果、梨、香蕉、砂糖橘、沃柑,你想吃什么?我拿给你。"患者说:"我都想吃!但是我怕麻烦你们。"顿时,我心里有种说不出来的难受。我洗了一个梨,递给患者,接着又剥了一个沃柑,患者大口大口地全都吃光了。看到患者满足的表情,我由衷地笑了。

感染性疾病专业主管护师孙长远在手记中写道:凌晨时分,"120"送来一对父女,两人都已确诊,赶紧送到隔离病房。两人体温都不高,呼吸平稳但是有些咳嗽。9个月大的小女孩,稚嫩的脸庞,微微噘起的小嘴,甚是可爱。当我们询问小女孩的妈妈在哪时,她爸爸表示也不清楚,只是说现在都被隔离了,联系不上。小女孩一直没有哭泣,却更加让人心疼,因为我也是一位父亲。我拿起奶瓶,给孩子冲点奶粉,这也是我所擅长的。对于我们的收治,家长一直都在道谢。我说,希望和大家一起加油,渡过难关!

"在隔离病房内我们负责患者的治疗护理,也负责患者的饮食起居。除了提供药物治疗,我们病房还有一处盛放水果、牛奶、纸尿裤及生活用品的角落,我们称之为'爱心加油站'。我们希望患者可以增强营养、提高免疫力,更早康复。"张静静在手记中写道,"病人的需求就是我们的需求,满足病人的需求也是我们的职责。"

山东省第五批援鄂医疗队队员、山东大学齐鲁医院外科专业主管护师王媛被一对老夫妇的爱情打动了,这大概就是最美的爱情吧!"古人云'执子之手,与子偕老',这是我认为的爱情最美好的样子。没有想到的是,在重症病房,在这个特殊的时期,我见证了一对老夫妇别样的爱情。第一天巡视病房时我就见到了这位爷爷。初次护理时,爷爷万分焦急,不停地和我说着什么。因语言差异,当时的我并不能理解爷爷的意思。经过反复沟通,终于明白了。原来,爷爷的老伴也在我们病房,但不在同一个房间,由于治疗需要,他们只能在各自病房隔离,这大概就是'虽近在咫尺,却远在天涯'的无力感吧。最关键的是奶奶身体不好,爷爷很着急,很牵挂奶奶,他希望我可以帮助他们传递信息,知道奶奶平安他才放心。我毫不犹豫地答应了爷爷的要求。爷爷奶奶的顺利康复是我们最大的心愿。其间,我去奶奶的病房把奶奶的脏衣服拿来,爷爷帮忙清洗,第二天,我又帮忙将清洗好的衣服送回去。一来二往,我和我的小伙伴们就成了爱情信使一般的存在。奶奶会洗车厘子给爷爷,让我们帮忙捎去;爷爷会让我们帮忙看看奶奶有没有好好吃饭;奶奶让我们告诉爷爷她很好;爷爷叮嘱我们提醒奶奶一定按时吃饭,不要挂念。在这来回之间,我看见了最美的爱情模样。"

急诊专业护师戴彦君在与患者交流的过程中,得知一位患糖尿病的爷爷想吃饼干,一位卧床的阿姨想喝牛奶,一位牙齿不好的爷爷想吃面条……

她一一记下来,上班前准备好要给他们的饼干、牛奶、面条等。虽然不能满足他们的所有需求,但只要能让他们更开心一些、康复得更快一点,就是她最大的心愿。

一切为了病人,为了病人的一切。"病房有位 88 岁的老人,从敬老院转来时被确诊为新冠肺炎,还有褥疮、大小便失禁,状态特别差。李玉主任、胡昭主任、侯新国主任、周敏护士长、郑会珍护士长等率领医护团队多次讨论、会诊。在医护团队的精心护理下,两次咽拭子核糖核酸病毒检测呈阴性,肺部 CT 明显好转,体温不再超过红线,褥疮减轻……老人奇迹般地慢慢恢复了。倍感欣慰的同时,老人吃饭的问题仍然困扰着医护团队,老人消化不好,吃不了其他食物,还说不清楚自己想吃什么。这样下去可不行,患者除了接受规范的治疗,还应该加强营养支持、提高机体抵抗力。护士长联系医院,为老人定做了鸡蛋羹,老人仍然吃不下。侯新国主任提出打电话给老人女儿询问老人的饮食习惯。护士长立即联系上老人的女儿,详细说了老人的病情,仔细询问老人平时的饮食习惯,老人的女儿连声致谢,护士长说:'请放心,这是我们应该做的。'老人喜欢喝粥,可是光喝粥营养跟不上啊。科主任、护士长想起来我们医疗队有为队员准备的破壁料理机,可以将几种营养食品做成粥。说到做到,第二天大家把料理机、各种营养品、水果搬到了病房。大家齐动手,根据营养需要,用料理机把鸡蛋、青菜、肉打成泥,做成老人喜欢喝的粥,老人终于吃上了喜欢的食物。"山东省第五批援鄂医疗队队员、山东大学齐鲁医院麻醉科副主任医师吴剑波记录了大家齐心协力为一位 88 岁老人准备爱心餐的过程。

山东省第五批援鄂医疗队队员、山东大学齐鲁医院内科专业主管护师王伟丽和同事们一起为患者准备了令人难忘的生日礼物。"我们小组商量,一定要帮患者过一个'特殊'的生日。就这样,我们的准备工作开始了。除了进行日常工作以外,大家开始悄悄观察这名患者的喜好和可能需要的物品。组长王云发现,他在病房里也经常戴着帽子,就问了问原因,原来他是感觉自己的头发有点长,想把头发剪短一些。好!我们手里正好有新领的理发器,而且还有小组'专业'理发师——李伟。因为患者年纪不大,所以我就把从家里带来的水果罐头、薯片等年轻人喜爱的零食都贡献了出来。除此之外,还准备了一些生活用品。组长王云还特意准备了一张生日贺卡。就这样,我们的'生日大礼包'完成了。下午,完成了日常工作之后,我们来到了患者的床边,送上了我们精心准备的生日大礼包,在组员王宁的带领下为他唱起了祝福的生日歌。歌声中,患者激动地一直说着'谢谢!谢谢!'"

山东省第五批援鄂医疗队队员、山东大学齐鲁医院内科专业护师田慧在 2020 年的"三八"妇女节和山东援鄂医疗队的队员们一起为武汉大学人民医院东院区 18 病区的女性患者们送上了鲜花、护手霜等礼物,和她们一起开心过节!"一支支康乃馨,寓意幸福安康,祝你们早日康复!"

鼓励病人,战胜疾病

山东省第五批援鄂医疗队队员、山东大学齐鲁医院内科专业护师王娅琳在治疗中遇到一位山东阿姨,在她的鼓励下,阿姨露出了难得的笑容。"这位患者病情很重,看上去有些紧张,一直紧握着手,望着天花板。为了安抚她,我和她聊了起来。'阿姨,请放心,我们是齐鲁医院的。'阿姨转过头来,看着我,用山东方言说'俺老家也是山东的,山东潍坊的,可算碰到老乡了',脸上也露出了笑容。'阿姨,我们一直在这里,这个病房的大夫、护士都是山东的,我们会一直在这。''嗯嗯,我会出去的,到时我请你们去我家做客。'一会儿查房的教授也过来了,细心地为阿姨解答问题,看着阿姨脸上的笑容,我也感觉没那么紧张了。尽管每天下班后大家都汗流浃背,累到没力气说话,但大家都在坚持着。病房里大家都在相互加油鼓劲,一句简单的话、一个简单的动作都让病人感到很温暖。"

内科专业主管护师于书卷记录了夜班发生的一件令人难以忘怀的小事。"上班期间我们不停地忙着各项护理治疗,当我走向 2 号房间,有个奶奶客气地跟我说:'孩子能帮我打点水吗?'正当我过去帮忙打水的时候,旁边床位病情较轻的患者起身把暖瓶抢了过去。她拿着暖瓶边走边说:'我来给您打水,医务人员的时间应该用在更需要他们的病人身上。'我听后特别感动,当时不知说些什么好。看着她拿着暖瓶渐渐远去的身影,我的眼睛湿润了,汗水和泪水交织在一起。"

山东省第三批援鄂医疗队队员、山东大学齐鲁医院重症专业主管护师刘洁:"在给一位阿姨进行静脉输液的时候,过去留置针穿刺对于我们来说是一个很寻常的操作,可是防护服带来的行动不便、护目镜导致的视野模糊,再加上两层厚厚的手套,让本来已经看不清的血管也变得很难摸出来。但阿姨鼓励我们说:'没事儿,孩子,我知道你们不方便、看不清,一针扎不上可以扎两针,就算再多扎几针也没有问题。'病人的积极配合和信任,是医疗队员们奋力奔跑的动力。"

肝病科主治医师高帅记录了自己照顾一位老奶奶的故事。"她是一位80多岁的老人,蜷缩在床上,瘦弱的身体像一截枯树枝。我站在床边时,她正右侧卧位,呆呆地望着我。没有输液的左手,紧紧地抓着床边护栏。邻床的患者告诉我,她是从养老院来的,刚来的几天里,整夜烦躁不安,最近晚上才能安睡一段时间。'老人家,您晚上睡得怎样?有什么不舒服吗?'我简单问了几个问题,她神情淡漠,哼了两声,算是回复。走上前去,我摸了下老人的手背,冰凉,隔着手套也能清晰地感觉到。一下子,她松开抓着护栏的手,紧紧地抓住我。隔离病房里,不时响着几下监护仪的滴鸣声。防护面罩上的雾气,几乎挡住了我的视线。突然,我想到了我的奶奶。她也曾有过这样冰凉的双手,她也曾抓着我的手久久不愿松开。在病痛的折磨下,我也见过她同样绝望的眼神。面前的老人,她在想什么?曾有怎样的人生?我不得而知。或许在灿烂的青春里她曾见过开满樱花的春天;或许她曾坐在南墙下的阳光里,慈爱而又陶醉地看着儿孙嬉闹玩耍。此刻的她,会有怎样的孤独和凄凉,我能深深地体会到。我想,我的手应该能带给她一丝安慰和温暖吧。"

山东省第五批援鄂医疗队队员、山东大学齐鲁医院重症专业主管护师张长敏在护理工作中重点关注患者的心理健康。"6床是一位40岁中年患者,高烧39.4℃入院,情绪异常激动。他一直在埋怨:'我为什么还在发烧,已经烧了10余天了,一直住不上院。怎么到了医院,还是不能尽快输液治疗?我什么时候能好?我家人在外地,不能及时送来生活用品,我该怎么办？'耐心听完他的诉说，我告诉他：'先不要着急，所有问题，我来帮您解决。我是来自山东大学齐鲁医院的护士，您现在的症状都是小问题。要保持乐观的态度，不要害怕，不要恐惧，否则心情不好会导致您自身的免疫力下降。既然来到医院，啥问题都能解决，以我多年的工作经验告诉您，您一定能尽快康复。要好好吃饭，好好睡觉，想一些开心的事情，相信我，相信山东大学齐鲁医院。'患者对我感激不尽：'谢谢您护士，我相信你们，我有些着急，一切都听你们的，非常感谢。'我给他竖起大拇指：'加油，很快就会好起来的。'几句简单的话让他不再焦虑与恐惧。当再次给他测体温时，他告诉我的另一位同事，等他出院一定给我们送锦旗。在护理其他患者时我也会给予特别鼓励和安慰，让他们相信我们都是最专业、最强的医疗团队，请他们放心。此时此刻，我感到自己的工作是如此的光荣与神圣。"

重症专业护师孙雪霞写道："当真正进入病房，我无暇整理思绪，便投入紧张的工作中去了。患者大多是慈祥的老人，看到他们期盼的眼神，想到临行前的母亲，我的眼睛也有些湿润。我知道，我多做一点，他们就能多减轻一点病痛，他们的儿女也会多安心一分。那时候，我早已忘记身上厚重的防护服，直至出病房那一刻才发现身上早已被汗水打湿。疫情严峻，病房里没有陪同的家属，我们在护理患者身体的同时，还要帮助患者进行心理疏导，多和他们聊天，多鼓励他们，让他们增强信心，配合我们的治疗，争取早日治愈。我希望能用我们的热情和信心感染激励他们，让他们早日摆脱病痛，战胜疫情。"

护理是平凡的工作，然而，护理人员却是用真诚的爱去抚慰病人心灵的创伤，用火一样的热情去点燃患者战胜疾病的勇气。在众多患者中，不乏心态不好、心情低沉的。山东省第五批援鄂医疗队队员、山东大学齐鲁医院重症专业主管护师孔娟写道："24床老大爷的血氧饱和度仅为90%，呼吸困难，极其缺乏信心，这对病情极为不利。在加大氧流量的基础上，我们护理人员对他进行了耐心的心理疏导。老大爷的情绪平复了许多，血氧饱和度也有了明显的上升，病情得到了极大缓解。'有时是治愈，常常是帮助，总是去安慰'，现在的我能更深层次地理解这句话了。"

　　山东省第五批援鄂医疗队队员、山东大学齐鲁医院重症专业护师韩倩倩与86岁的抗战英雄刘宗华老爷爷结成了"忘年交"。"刘爷爷是3月1日入院治疗的。刚来时,刘爷爷是个'倔老头',很难沟通,也有点抵触各种治疗。我就为他手写了一份呼吸操指导图,在上面画了画,写上鼓励的文字。慢慢的,我们终于打开了刘爷爷的心扉,刘爷爷的心情也渐渐地好了起来。自己给自己打气,也开始接受各种治疗,从一开始的无创呼吸机到高流量吸氧,再到3月11日改用鼻塞吸氧。前几天上班的时候,刘爷爷就能下床走路了,可爱的他还给我表演着走了几圈,每次走完,我们都会击掌,开心地笑着。爷爷问我是吃煎饼吃的吗,怎么这么大力气。刘爷爷,你可知道,回想这一幕幕的画面,我每次都感动得想要落泪。今天和往常一样去看刘爷爷,我说刘爷爷今天再送你一份礼物。他说不要不要。我说我想给你敬个礼,请你收下吧。随后他说敬礼应该是这样的,说着,爷爷举起了自己的右手示范标准敬礼,高兴得像个小孩一样。刘爷爷打开我的礼物,读完了里面的内容后,高兴地说自己有奖状了,然后他仔细地折叠,把他的奖状收了起来。"

【来源:2020年山东大学齐鲁医院援鄂医疗队队员前线手记】

国外就医无望,齐鲁专家送去曙光

2019 年 9 月 12 日上午,患者家属分别向山东大学齐鲁医院及普通外科王磊教授赠送锦旗和感谢信,医院党委书记侯俊平代表医院接受锦旗。"为民解忧敢担责,医术精湛攀高峰",鲜红的锦旗是对齐鲁医院及全体医护人员的高度赞扬与充分肯定,同时,也道出了患者及其家属的心声。

患者是一名在加拿大攻读博士学位的 26 岁男学生。自 2018 年下半年起,患者陆续出现严重的低血糖症状,2019 年上半年发生 3 次严重休克。经加拿大某著名医院诊断,被确诊为功能性胰岛素瘤,但肿瘤所在位置很差,在胰头中央,夹在主胰管、胆管和动脉之间,建议行胰十二指肠切除术(Whipple 手术),即切除胰头、胆囊及十二指肠。"孩子这么年轻,如果切除了这么多器官,那他以后的生活怎么办……"父母决定带着儿子回到国内求医。为此,家属跑遍了全国著名医院,咨询了很多权威专家,但结论都是建议做 Whipple 手术。

最后,齐鲁医院王磊教授让绝望中的父母看到了一线希望。他说:"孩子这么年轻,今后的道路还很长,一定要进行剜除手术,为了一个这么小的良性肿瘤,说什么也不能全部切除的。"整个门诊过程持续了 2 个多小时,他的一席话让一个家庭燃起了希望。

据王磊教授介绍,胰管是一段无色半透明的管道,辨别不易;而且其直径只有 1.5～2 毫米,手术中稍有不慎,就会导致其损断,"可能你手微微一抖,它就断了"。一旦发现不及时,具有腐蚀性的泄漏胰液就会损坏其他脏器,给患者带来生命危险。因此,手术风险很大。为了能既不伤及患者胰管又成功剜除肿瘤,王磊教授团队想了不少办法,比如在手术前给胰管、胆管内放上支架;借助腹腔镜、手术放大镜,用独特的"压榨法"避免电外科器械损伤胰管,用精细的操作减少出血对于视野的干扰。经过反复沟通病情和手术方案,家属最终决定让孩子回国治疗。

2019 年 7 月 24 日,消化内科钟宁教授给患者放置了胆管和胰管支架,7 月 25 日上午,王磊教授主刀,手术正式开始。历经 5 个多小时,经过医护人员的共同努力,患者的胰岛素瘤顺利剜除,手术成功。患者父母热泪盈眶,任何语言也无法表达对医院和医护团队的感激之情!手术后一个多月,患者顺利康复,重新回到加拿大继续学习深造。

山东大学齐鲁医院始终坚持"以人为本"的核心理念和"为人民服务"的宗旨。在落实"健康中国"战略和实施公立医院改革的过程中,医院将观念从"重医疗轻服务"转变为"以病人为中心",注重医德医风建设,在处理医患关系时主动将自己放在一个"服务者"的位置,极大减少了医患纠纷的同时也大大提高了患者看病就医的满意度,使患者能够信任与依赖医院,从而让医院能够更好地为患者提供更加优质的服务。

【来源:2019 年 9 月 12 日山东大学齐鲁医院官网】

奇迹＝爱的坚守＋心的信任

2019 年 2 月 15 日,在山东大学齐鲁医院神经外科重症监护室,住院整整 70 天的何先生一家终于得到了能出院回家的消息。一早 8 点多,等到医护人员做完交班工作后,患者家属小心翼翼地将两面锦旗交到齐鲁医院神经外科重症监护室主任黄齐兵手中:"主任,谢谢你,谢谢你们没有放弃他,谢谢你们还给我和女儿一个家……"说着,患者妻子赵女士泪如涌泉,这感激的泪水似乎也背负了她太多的辛酸和委屈,在丈夫能够出院的欢喜时刻,泪水倾眶而出。

一场车祸,险隔生死

天有不测风云,人有旦夕祸福。一个身强力壮的男子汉,带着撑起一个家的希望,告别妻子和女儿,在外打工维持生计。没想到,一场悲剧竟会落在他的身上。2018 年 11 月 5 日,何先生因发生严重交通事故而导致特重型颅脑损伤、多发脑挫裂伤、硬膜下血肿、粉碎性开放性颅骨骨折、颅底骨折、肋骨骨折、失血性休克等,被紧急送往菏泽市中医医院就诊。妻子永远都记得那一天。"下午 6 点多,我给他发微信问他到宿舍了没,他没有回,当时我的心里就咯噔一下。"赵女士说,等到晚上 7 点 14 分,心里有些忐忑的她给丈夫发了个视频通话请求,他也没有接。这种状况在这夫妻俩间从来没有发生过,赵女士突然坐不住了,紧张起来。结果,10 分钟后,电话响了。"一个亲戚打电话过来,说他出车祸了,让我赶过去。"赵女士说,那个时候她并不知道丈夫伤得有多重。坐了两个多小时的车,赵女士匆忙赶到菏泽市中医医院,却没有见到丈夫。现场的人脸色都很不好,他们告诉她,那天下雨,工友喝了酒之后开车载何先生回宿舍,路上撞上了桥墩。赵女士怎么也不相信,这仅仅3公里的路程,每天都来回好几趟,再熟悉不过,怎么会发生这种事,怎么会让丈夫一下子重伤不醒。那一刻,她的天塌了。

人在家在,不言放弃

由于伤情太重,当地急诊医生劝家属放弃治疗。妻子说什么都不愿意放弃,颤抖着在病危通知书和手术知情书上签下了自己的名字。在菏泽市中医医院,何先生先后接受了左侧硬膜下血肿清除、失活脑组织切除和去骨瓣减压术。虽然性命暂保,但为求进一步治疗,他在事发半个月后被转至济宁医学院附属医院重症医学科。入院检查发现,左侧颈内动脉 C3 段动脉瘤、头部伤口愈合差、肺部感染严重,复查 CT 显示左侧头皮下及硬膜下积液、中线结构移位。在济宁住院 15 天后,病情依然危重。

2018 年 12 月 5 日,丈夫车祸整整一个月了。赵女士带着最后的希望来到山东大学齐鲁医院重症监护室找到了黄齐兵主任,希望他能够继续挽救自己的丈夫。由于科室床位紧张,没能成功,赵女士和亲戚于当天又返回济宁。"没想到黄主任当晚给我打电话,说为我们腾出了一张床位,让抓紧办转院。"赵女士激动不已,心理的阴霾散去了大半,因为她感觉到,自己的丈夫有救了,人在家就在,一定要救回丈夫,给女儿一个完整的家。"听说了她丈夫的危重病情后,看着家属也实在不容易,我就去想办法加调了一张床位,决定给予积极救治。"黄齐兵说。重型颅脑损伤去骨瓣减压术后、左侧额颞顶部硬膜下积液、双侧视神经损伤、颅底骨折、颅内动脉瘤、颅内感染、肺部感染……当时经诊断,患者何先生因车祸导致的创伤已不下十种。

五次手术,重得生机

从 2018 年 12 月 8 日到 2019 年 2 月 2 日,黄齐兵手术团队为何先生制定了翔实有效的治疗计划,循序渐进、一步一步进行,共做了 5 次手术。何先生自入院后病情反反复复，时好时坏，光病危通知书赵女士就收到了 3 次，她的心跳仿佛也跟着停止了 3 次。每次手术前后，赵女士都很怕医生找她谈话，她怕医生会在丈夫病情加重时劝她放弃。"但在齐鲁医院，黄主任他们从来都没有说过这样的话。讲解病情的时候也是特别耐心，每当我有听不懂的地方，他们都会多加解释，有时还会用纸画出来给我看。"赵女士说，丈夫车祸住院后，她和家人每一分每一秒都是在煎熬中度过的，但齐鲁医院的医生们给丈夫做的治疗计划让她看到了希望，找回了让丈夫重生的信心，也坚定了她一定要给女儿一个完整的家的信念。"之前我每晚也就只能睡两三个小时，盼了白天盼黑夜，只想要看见他还活着。现在到了齐鲁医院，我悬着的心就慢慢放下来了，也能睡踏实了，一觉到天亮。"在第五次手术完成后，何先生的病情趋于稳定，赵女士才放心回老家接女儿，之后赶回医院全家人一起过个年。2 月 4 日，也就是大年三十那天，一听说女儿来了，何先生的眼神里竟然有了光，已经太久太久没有说过话的他激动地喊出了女儿的名字："萱萱！"接着女儿跑过来，他紧紧抓住了女儿的手，全家人看到这一幕，忍不住泪流满面相拥在一起。

特重型颅脑创伤的救治难度不仅仅在于手术，术后神经重症康复理念的更新和对并发症的有效管控都极为重要。因为得到家属的绝对信任，黄齐兵团队的治疗及后期护理、管控过程也非常顺利。"只要患者家属积极配合，我们必将全力以赴，所以患者能够顺利恢复离不开家属的支持！"黄齐兵说。在最后一次术后抗感染、对症支持等治疗后，患者复查 CT 显示左侧头皮下及硬膜下积液消失，脑室系统较前明显缩小。"患者神志清、偶可言语、头部伤口已拆线，愈合良好，准予出院。"2 月 15 日，黄齐兵给何先生一家下达了出院通知。对于赵女士来说，这个消息是她在这三个多月的坚持后收到的最好的礼物。

你若安好，便是晴天

"孩子 5 岁时，我得了慢性肾炎，自己没在意所以病情恶化成了尿毒症。我觉得自己的生命很短暂，我说什么也要救回我老公，给女儿一个完整的家。"原来赵女士从 7 年前开始身体就每况愈下,2 年前开始做腹膜透析维持生命。丈夫转院到济南后,为了方便照顾丈夫,她在医院附近租了个小屋,要每隔 4 个小时就回出租屋给自己换一次药,接着再赶回来陪护。2 月 15 日早上,赵女士在出院前才跟医护人员道出了自己的身体情况,所有人都十分震惊,想到这个妻子是在如此艰难的处境下还坚持照顾病重的丈夫,积极配合医院的治疗工作,大家不禁感动落泪。赵女士对于自己的病似乎不愿再多说,"我生病这些年,家里都是依靠他,他也一直用心照顾我,所以无论多难,我一定不会放弃他,我只要他活下去,我只要他在!"这几天赵女士扁桃体发炎,嗓子哑得几乎说不出话来,但微弱的声音却充满坚定。

爱情最好的样子不是一句"我爱你",而是坚守彼此的不离不弃、生死相依;医患之间最好的样子不是"大夫说的我都要听",而是发自内心的互相信任和尊重。少一份过度防范,多一份以诚相待。医生只是用自己的知识和技术尽力做好本职工作的普通人;医生只是一份职业,一份看似神圣却要每天承担高风险、高脑力劳动和高体力劳动的职业。医患之间的信任不能只依托于"把病治好",更应该是知晓所有可能后果后的理性信任。只有医患双方共同努力,我们才能收获最好的医患关系,医学才能变得越来越温暖。

【来源:2019 年 2 月 18 日山东大学齐鲁医院官网】

医生垫款救助路边晕倒老人，诠释大爱无疆

2018年1月13日上午8点半左右，徐万龙乘坐公交车到达泉城广场附近，透过车窗看到一位老大爷躺在地上，旁边还站着两名交警。出于职业本能，徐万龙猜想老人身体可能出现了问题，便急忙下了车。"你是老人家属吗？""不，我是大夫。"简短的对话后，徐万龙便开始为老人做初步检查，他摸了摸老人的脉搏，发现其速度正常，但老人呼吸粗重，陷入昏迷，无论怎么喊，老人都不醒，随后老人便口吐白沫，白沫里混有血迹，徐万龙猜想是老人咬伤了舌头。为了防止老人进一步咬伤自己，他掰开了老人的嘴巴。逐渐，老人的意识有所恢复。这时，徐万龙发现老人左手和左肩膀有偏瘫状态，紧接着老人又开始呕吐，徐万龙和两名交警一起帮助老人侧身。他不顾老人呕吐物，及时用自己的手指清理老人口腔异物，避免老人窒息。

随后，通过老人随身携带的手机，徐万龙和交警联系到了老人的家属，并询问了病史。在得知老人没有癫痫病史后，徐万龙怀疑其是脑梗或脑出血。他担心患者在乘坐"120"急救车去往医院的路上会发生意外，又考虑到他可以更好地与急诊大夫交代病情以便节省宝贵的抢救时间，于是主动跟两名交警一起到了医院。到医院后，因为老人没有携带现金，交警帮助垫付了100元挂号费，徐万龙又帮忙预交了2000元诊查费。这时，老人家属也赶到了医院，再三对徐万龙和交警表示感谢，并将他们垫付的医疗费还给了他们。看到老人已经进入医院救治程序，徐万龙和交警才放心离开医院。

在后续的诊治中，急诊大夫证实了徐万龙的判断，初步认定老人是脑出血，随时有生命危险。颅脑 CT 显示颅内出血，老人为急性硬膜下血肿致脑

疝,伴有不同程度的多处脑挫伤。急诊立马开通了绿色通道,进行了急症手术治疗。

我们无法阻挡寒冬的脚步,但求守住心中的温暖。1月15日,患者家属再次见到徐万龙医生,激动地再三表达感谢,握着徐医生的手直言是他们全家的救命恩人,而徐医生却表示:"我只是众多医护工作者中的一个,救助病患本就是我们的职责。"他用最质朴的语言诠释了齐鲁大医精神。

【来源:2018年1月15日山东大学齐鲁医院官网】

麻醉医生跪在床边为患者麻醉

　　2017年7月22日,山东大学齐鲁医院手术室上演了令人动容的一幕:为了给一位强直性脊柱炎患者做手术,麻醉医生王术芹跪在手术床上为患者实施全身麻醉诱导。

　　患者是一名40多岁的男性,因尿道狭窄、急性尿潴留入住我院泌尿外科二病区,手术要求平卧位,但患者由于强直性脊柱炎不能平躺,术前麻醉医师齐峰、王术芹及其团队为患者制定了详细的麻醉方案。为了保证患者呼吸道通畅,在进行全身麻醉诱导时,王术芹跪在手术床上按压住氧气面罩确保患者呼吸。经过麻醉医生和泌尿外科史本康、张东青等医护人员的通力合作,手术十分顺利,患者已排尿通畅,顺利出院。

　　这暖心的一幕,在王术芹看来,只是麻醉医生工作中平常得不能再平常的小事。"患者的身体情况特殊,能够解除患者的病痛,我这点辛苦不算什么。"王术芹这样说。在一台手术中,麻醉医生不仅要保证患者在手术过程中无痛感,还要眼观六路,耳听八方,随时监测脉搏、呼吸、血压、血氧饱和度、出血量……保证患者生命体征平稳,并随时准备应对突如其来的状况。

　　从手术开始到结束,麻醉医生要时刻关注患者的情况。当天,王术芹参与了6台手术,平均每台手术都要两三个小时,有时还会遇到10多个小时的"大麻醉"手术,麻醉医生面对的压力可想而知。麻醉科主任于金贵说:"其实真正关注全局以及进行急救的都是麻醉医生。可以这样说,外科医生治病,麻醉医生保命。"作为"幕后英雄",麻醉医生与外科医护人员一起守护着患者的生命安全。

【来源:2017年7月28日山东大学齐鲁医院官网】

医生首创妙法治愈少女无法吞咽之难

顽固性吞咽困难曾是困扰康复界的一个难题，一直没有特别有效的解决方法。2016年9月，山东大学齐鲁医院康复科主任岳寿伟接诊了一位吞咽困难小患者萍萍（化名）。萍萍到医院时已经5个半月无法吞咽，所需的营养只能靠鼻饲打进胃里。13岁的女孩，本应无忧无虑地在教室里上课，但萍萍却在小脑肿瘤术后出现吞咽困难，饭也吃不下，水也喝不了，半年来奔波求医，功课也落下了很多，母女俩万分焦急。

2016年5月底，萍萍因为小脑胶质瘤在北京一家医院进行了手术，由于肿瘤累及脑干，术后出现走路不稳和吞咽困难，在东营当地医院康复后，效果不佳。9月中旬，萍萍母女来到山东大学齐鲁医院康复科寻求治疗，经过康复训练后，肢体功能得到了恢复，但是吞咽困难仍没有改善，几个月下来萍萍瘦了20多斤。由于无法吞咽，萍萍每日还不得不随身带着一个塑料袋，以方便把口水吐出来。

对于萍萍的病情，岳寿伟煞费苦心。康复科先前也接收过一例吞咽困难的患者，在常规训练无效的情况下，最终不得不采取了胃造瘘。如何治愈此类患者成了一个长期盘绕在岳寿伟心中的难题。"对于脑干损伤后引起的吞咽困难，经过常规的吞咽训练90%以上的患者都能恢复。前期对萍萍进行了各种常规吞咽功能训练，包括口腔冰刺激、经皮神经肌肉电刺激治疗、环咽肌球囊扩张等，但效果都不明显。"岳寿伟说。如果再找不到好办法，只能考虑通过胃造瘘或者长期保留鼻饲来维持营养，无论哪一种方法，都会给这个孩子将来的生活带来极大不便。

　　经过查阅资料、反复琢磨，岳寿伟考虑可以将肉毒素注射到环咽肌，从而缓解环咽肌痉挛的问题，进而就能够恢复吞咽。颈部结构复杂，重要动脉、神经多，穿刺危险大，食道位于气管和颈椎之间，精确定位成为关键。据医学参考书描述，环咽肌一般在第五颈椎水平位置，岳寿伟曾将药物注射到之前吞咽困难患者的这个位置，但是并没有起效，原因可能是注射部位不够准确，因为环咽肌具有一定的伸展性，或许书上所记载的解剖位置有偏差。

　　为此，岳寿伟查阅了大量资料，先后咨询了解剖教研室、麻醉科、喉镜室等多科室的专家，最后确定了治疗方案：先将带有球囊的硅胶管插入患者食道，再注入造影剂使球囊扩张，在 X 光透视和 CT 扫描下可以清楚地看到痉挛的环咽肌下缘，然后在 CT 引导下，将肉毒素注射到环咽肌内。这种定位方法精准、安全、易操作，且创伤小。定位显示环咽肌的下缘其实在第七颈椎至第一胸椎处。目前，利用食管球囊造影联合 CT 定位下环咽肌并注射肉毒素治疗吞咽困难的方法，国内外尚未见相关报道。

　　注射后第三天晚上，萍萍惊喜地发现自己能够吞咽口水了，第四天可以喝牛奶，第五天可以吃搅拌机打碎的稠食，第六天可以小口小口地吃包子、面条等。"之前就连我最爱吃的冰糕都只能是尝尝味再吐出来，现在喝水都是甜的，蛋炒饭、肉夹馍、蛋糕……吃什么都特别香！我非常感谢岳爷爷为我想出了神奇的治疗办法！"萍萍又恢复了往日的活泼，她现在最大的心愿就是回到学校上学。

【来源：2016 年 12 月 1 日山东大学齐鲁医院官网】

身体内分泌代谢系统的守护者

说起肢端肥大症,可能很多人不是很了解。2016 年,来自山东省滨州市 57 岁的李大嫂,原本样貌清秀,10 年前手脚开始陆续变粗,原以为是中年发福,经常干农活所致,当时也没有放在心上。没想到这两年脸部两颊也突出变宽,嘴唇变厚,鼻子和舌头更跟着变大,在家人和邻居异样的目光下,李大嫂去当地医院进行了检查,但也没有检查出具体的病因。随后她辗转来到山东大学齐鲁医院内分泌科,找到了董明主任。一开始李大嫂只是想先做个血糖、甲状腺之类的普通检查,但李大嫂一进门,董主任看到李大嫂脸部及手脚特征,凭借多年的临床经验断定,其不只是单纯的糖尿病等病症。经过董主任详细、专业的检查后,最终确定李大嫂颅内垂体长了一颗直径约为 2.6 厘米的肿瘤。这种肿瘤会分泌"生长激素",正是这种激素使李大嫂表现出"肢端肥大症"。于是,李大嫂转到了神经外科进行手术治疗。手术很成功,术后一周李大嫂就出院回家了,而且正逐渐地恢复正常样貌。

李大嫂说:"以前都不敢照镜子,自己看着都不舒服。谁知道竟是肢端肥大症。非常感谢董主任,要是没有董主任的话,我还真不知道今后怎么生活,怎么面对周围的亲戚朋友和街坊邻居。"

2016 年,小刘 35 岁,在一家外企工作,随着二胎的全面放开,打算再要个宝宝。可几年前因为患糖尿病后长期不恰当地应用大剂量胰岛素治疗,再加上饮食没有节制,不怎么运动,体重迅速增长,原本婚前只有 60 公斤的她达到了 140 公斤。平时睡觉都得半躺半卧,一动就喘,嘴唇都是紫的。为摆脱困境,小刘在朋友和家人的帮助下,来到了齐鲁医院内分泌科,找到了董明主任。

"小刘是 2016 年 3 月来到科室的,当时她来的时候病情还相对比较复杂。经过详细检查,排除了库欣综合征等其他疾病,判断小刘是重度单纯性肥胖症,合并 2 型糖尿病、高脂血症、重度睡眠呼吸暂停综合征、心功能不全。考虑到患者比较年轻,正在事业的高峰期,又面临生育问题,我们与普通外科、心血管科等兄弟科室通力协作,确认小刘具有手术治疗指征。在与患者和家属充分沟通后,决定对其进行袖状胃切除手术治疗。这个手术创口小,手术时间短,能彻底解决小刘的问题。"董主任说。手术后,科室的医护人员又给小刘安排了合理、健康的一日三餐标准,让她平时增加有氧运动,促进体内新陈代谢。经过努力,小刘现在已经将体重减到了90 公斤,血糖和血脂得到了很好的控制,现在睡觉也不喘了,要二孩的事情指日可待。

2016 年,来自潍坊的茜茜 25 岁,是一名在读研究生,最近出现了疲乏无力、食欲不振、心慌、出汗多、手抖等症状,并且脖子比以前也粗了些。在当地医院进行了 B 超检查后发现,甲状腺上有直径 1 厘米左右大小的结节,医生建议进行手术切除。一听手术,茜茜有些害怕和担心。不久后,她辗转来到山东大学齐鲁医院内分泌科,找到董明主任进行检查。茜茜把自己的担心告诉董主任,之后在董主任的建议下,进行了由内分泌科独立完成的超声引导甲状腺细针穿刺,这种检查可以很清楚地判断出甲状腺结节是良性还是恶性。检查结果让茜茜喜出望外:良性,不用手术,只需要每 1～2 年进行B 超随访观察,但患有甲状腺功能亢进,需要进行药物治疗。

董主任告诉记者,随着人们对健康的重视及 B 超检查的普及,来院就诊的甲状腺结节患者非常多。虽然甲状腺结节发生率增高的具体原因还不是非常清楚,但绝大多数结节是良性的,不必太过于害怕。如果觉得身体有任何不适,应尽快到正规医院就诊。

不管是糖尿病、甲状腺疾病,还是肥胖症等,结合患者的疾病特点、对诊治的期望等多方面因素,制定出科学、合理、有效、适合患者的个性化诊疗方案,是董明医生的行医目标。她总是充满爱心、耐心和诚心,始终本着"以患者为中心,全心全意为患者服务"的宗旨,真诚地对待每一位患者,一视同仁,始终把他们的安全放在第一位,耐心地跟他们讲解,排解他们的担忧,妥善处理医患关系,如春风化雨般给患者送去亲切关怀。

【来源:2016 年 9 月 22 日《当代健康报》】

时间就是大脑分秒必争的生命线

快速确诊　赢得时间　患者转危为安

2016 年,56 岁家住泰安市的李老师,平时有高血压、血糖高等疾病。就在 2016 年年初的一天,李老师突然四肢无力,瘫痪在床起不来,家人立刻把李老师送到当地医院就诊,在做完 CT 检查后,排除了脑出血性症状。但由于病情严重、复杂,当地医院无法救治。在医生的建议下,李老师在家人的帮助下快速转到了山东大学齐鲁医院神经内科。科室主任王翠兰接诊后,立刻为李老师进行了全面的检查,开通了绿色通道。在排除脑出血性症状后,通过病情分析及多年的临床经验,王主任果断断定为急性脑干梗塞,需要马上进行取栓手术,因为对于脑梗死的患者来说,时间就是生命,必须及时为患者恢复血流。在经过科室人员一系列专业、细心的治疗后,李老师现在已痊愈回家。

王翠兰主任还会定期进行回访,了解病情。在王主任的建议下,李老师把常年喝酒的习惯戒掉了,而且每天早晚都会坚持慢跑、快走等有氧运动,现在李老师的血糖、血压控制得很好。

来自临沂市的一位年近古稀的老人,脑干出血量较多,当地医院检查救治后,表示希望不大,劝家属做好心理准备。家属抱着最后的希望来到齐鲁医院治疗,王翠兰主任不但接下了这位危重老人,而且通过本科室及全院相关科室专家的力量,采取了科学有效的治疗方案。当记者在神经内科病房见到这位大难不死的老人时,她头脑清醒,四肢功能开始恢复,几乎能够和正常人一样与医护人员沟通。

脑血管疾病年轻化 让"富贵病"远离

在人们的印象中,脑血管疾病通常是老年人的常见病,但随着社会压力的增大,现在许多40岁左右的中年人也容易出现卒中现象。他们在家庭中上有老、下有小;工作上正处于事业的高峰期,工作加班多、饮食不规律、经常熬夜等。当身体出现透支现象,高血压、高血糖、高血脂(简称"三高")等"富贵病"也随之而来,若不加以控制就会出现脑血管疾病。

马先生今年40岁,是一家银行的部门负责人,正处在事业的高峰期,繁忙的工作业务和各种应酬导致其高血压、高血糖等"富贵病"缠身。在2016年8月中旬,马先生突然在家中出现严重头痛、说话不利索、口眼歪斜、昏厥等症状,家人紧急把他送到了齐鲁医院急诊科。王翠兰主任立刻为其开通救治绿色通道,进行全面检查,征得家属同意后,第一时间进行重组组织型纤溶酶原激活剂(rtPA)静脉溶栓治疗,并安排取栓手术。经过科室人员的全力救治,手术很成功,马先生已经转入康复治疗。马先生的家人说:"要是没有王主任科学、准确、细致的治疗方案,以及科室护理人员精心、细心的照料,我们家就塌了。"

"小马之前在单位组织的体检中已经发现高血压、高血脂等病症,但当时觉得自己年轻,就没放在心上,一直也没有吃药控制,还和家人开玩笑说,他也得上'三高'了,再加上平时工作压力大、生活不规律,所以导致现在的情况出现。"王翠兰主任说。

4.5小时黄金治疗期 全民宣教 预防在先

神经系统疾病尤其是脑血管疾病,只要发病便十万火急,等不得、靠不得,患者的生命在此时是以分秒为单位,越早治疗,治疗效果越好,致残率越低。很多脑血管疾病的患者及家属也不清楚,发病后的4.5小时之内是最佳治疗时间,被称为"黄金治疗期"。王翠兰主任和她的团队凭借科学、规范、独特、有效的治疗方案和先进技术,在 2015 年全年共成功进行了 800 余例脑血管造影和血管内支架治疗手术,为广大脑血管患者解除了痛苦,得到了患者及家属的好评。

王翠兰主任建议:首先,中老年人每年定期查体是必不可少的,除了常规检查项目以外,最好加上一项颈动脉超声检查,B 超(B 型超声检查)可以清楚地显示是否有动脉粥样硬化斑块存在。其次,生活要有规律,每天至少 30 分钟的有氧运动,戒烟限酒,合理饮食等。当出现头痛、头晕、说话不流畅、四肢麻木时,应及时到医院就诊。最后,有"三高"的人群一定要及时用药,把血压、血糖、血脂控制在标准范围以内。正所谓"全民宣教,预防在先"。

【来源:2016 年 9 月 8 日《当代健康报》】

膝关节的"阶梯性"治疗

2016 年,50 多岁的李阿姨是社区的文体积极分子,特别喜欢跳舞。谁能想到 3 年前的李阿姨由于右膝疼痛而寸步难行,别说跳舞了,连走 300 米平路都需要停下来休息,上楼或平躺伸直双膝关节时疼痛就会加剧,这严重影响了李阿姨的日常生活,更让她远离了自己热爱的跳舞。

李阿姨四处求医问药,从打针吃药到中医针灸理疗再到吃保健品,花了不少钱,但都不见好转。她先到家附近的医院就诊,得知自己得了右膝关节重度骨性关节炎、膝内翻,医生给她两个选择:要么现在吃药维持,减少活动,以后进行关节置换;要么现在就进行关节置换,但做完手术,就不能再跳舞了,甚至下蹲都有困难。

不甘心的李阿姨带着试一试的想法来到山东大学齐鲁医院骨外科,找到了副主任医师刘培来博士。刘培来为她做了检查之后,明确告诉她不需要置换关节,通过微创截骨手术,就可以把膝内翻矫正过来,既可以缓解疼痛,以后还能正常活动和跳舞。

出乎李阿姨意料的是,手术后第二天她就可以挂拐下地了,没到 2 个月就能脱拐正常走路了,3 个多月后她又开始跳舞了!"我现在跳一上午舞,腿也不疼。电梯停电的时候,我爬 6 楼,腿也没问题。"李阿姨高兴地说。

创伤小、恢复快、影响小的微创胫骨高位截骨术

人类膝关节的解剖特点决定了膝关节内侧受力大于外侧,因此膝关节骨关节炎多发于内侧。当膝关节出现内翻的时候,膝关节内侧压力会进一

步增大，进而磨损软骨。据统计，内翻膝关节的骨关节炎发生率是正常膝关节骨关节炎的 4 倍，而一旦发生骨关节炎，其进展速度是正常膝关节骨关节炎的 20 倍。膝关节越内翻，关节内侧压力越大，软骨磨损就越严重，关节间隙就越窄，膝关节就会变得更加内翻，这就形成了一个恶性循环。等发展到软骨磨没了，膝关节骨头磨骨头，患者就难以行走了。

那么刘培来博士到底为李阿姨做的是什么手术呢？"微创胫骨高位截骨术。"刘培来介绍说。胫骨高位截骨术治疗骨关节炎的原理是：伴有内翻的膝关节骨性关节炎的患者，其大部分的身体重量是通过膝关节内侧传导到地面的，这样在负重站立和行走的时候重量作用到内侧膝关节面，导致对内侧关节面过多的磨损，因而出现内侧关节间隙的剧烈疼痛。在这种情况下，医生通过设计内侧撑开截骨或者外侧闭合截骨矫正膝内翻，使得膝关节负重力线转移到膝关节外侧，这样患者负重行走时，身体的重量就会作用到膝关节健康的软骨，就不会疼痛了。并且过一段时间不再作为主要负重的膝关节内侧软骨也会有所修复，症状就会有极大好转。

这个手术切口小，患者恢复快，一般术后两天就可以下地锻炼了。通过这个手术，大部分此类骨性关节炎患者有望避免膝关节置换术。

对此，李阿姨特别感激："我特别感谢刘博士为我做的手术，保留了我自己的关节。现在我几乎所有运动都不受影响。"

"阶梯式"治疗合理有效

如果李阿姨做了关节置换术，就真的不能跳舞了吗？"基本是这样。"刘培来解释说。在全膝关节置换术中，膝关节里面的交叉韧带会被切除掉，用简单的机械装置来代替。而这种机械装置只有在膝关节屈曲到 70 度以上后才会发生作用。因此在达到这个活动度之前，膝关节基本处于交叉韧带缺失的状态，本体感觉消失，关节感觉不自然，而且多数患者都存在膝关节屈曲受限的问题。因此，尽管行走是可以的，但医生并不推荐剧烈运动。

据了解，中国有 1 亿以上关节炎患者。由于膝关节是人体最复杂的负重关节，也最容易引发疾病，在女性约 35 岁、男性约 40 岁时，膝关节病发病率高达 30%。在发病年龄上,以老年人居多,但现在越来越多的中青年人患病。"中青年人的膝关节病主要是运动损伤导致的。"刘培来说,这也导致了中青年患者及热爱运动的老年患者在接受人工关节置换后,满意率低,翻修率高。

膝关节骨性关节炎合理有效的治疗应是阶梯式的,早期的关节炎以保守治疗为主:保温,避免关节受凉,减肥,避免重体力劳动和上下坡的运动方式,可以选择游泳、骑自行车等不负重的有氧运动,也可以平卧位抬腿练习股四头肌肌力等,或者口服药物、关节腔注射玻璃酸钠等。晚期的关节炎以手术治疗为主,主要包括关节镜下清理术、胫骨高位截骨术、单髁置换术、全膝关节置换术。

"对于需要手术的患者,仍提倡采用阶梯性方案。"刘培来说,"对于保守治疗失败的患者,我们不能眼中只有关节置换,而应当根据患者的病情,优先选择胫骨高位截骨术或单髁置换术,实在不行再选择全膝关节置换术。因为胫骨高位截骨术可以保留患者的关节,术后功能最好;单髁置换术可以保留患者所有的韧带,功能次之;而全膝关节置换术既牺牲关节,又牺牲韧带,功能评分最低。术后功能的阶梯性,决定了我们手术方式的选择也要具有阶梯性。我们应当优先选择能够保留患者膝关节最大功能的手术方案。"

【来源:2016 年 9 月 1 日《当代健康报》】

9 小时"查漏补缺"手术挽救患者性命

2016 年 8 月 15 日上午,莱芜一处工地一名工人从高处坠落,地上竖直的钢筋从其下体一直穿到了肺上。钢筋穿过伤者的多处要害部位,而且在钢筋穿入体内后,伤者自行将钢筋从体内拔了出来,造成了二次伤害。经过山东大学齐鲁医院医生 9 个多小时的"查漏补缺"手术,保住了工人性命。

本能反应下,忍剧痛抽出钢筋

伤者 50 岁,来自莱芜。2016 年 8 月 15 日上午,他随建筑队给人修水池,当时站在高约 4 米的脚手架上,因为感觉不是很高,便没做任何防护。由于雨后脚手架湿滑,他不慎从高处坠落。

当时立在混凝土上的钢筋有长有短,万幸的是他落在了一根比较短的钢筋上。钢筋从他的左侧阴囊处直插体内。更惊险的是,在他掉落的短钢筋两侧还有两根长钢筋。本能反应下,他两手分别抓着两侧钢筋,忍着剧痛,硬生生地将身体从钢筋上"抽"了出去。正是自行拔除给他的身体带来了二次伤害。

处处穿要害,手术难度极大

由于治疗难度很大,当地医院建议伤者转到山东大学齐鲁医院治疗。15 日 11 点多,伤者被送到齐鲁医院,到院时伤者心率很快,神志清楚,情绪焦虑,呼吸急促,一直喊肚子疼。

经强化 CT 详细检查后发现,与其他钢筋贯穿伤中钢筋躲过重要脏器不同,此例钢筋伤者就没那么幸运了,处处穿越重要脏器。钢筋从伤者的左阴囊插入,经盆腔壁进入腹部,顺序穿破乙状结肠系膜、第一段小肠、第二段小肠、第三段小肠、两处小肠系膜,然后于屈氏韧带左侧穿入后腹膜,挫伤了胰腺,后又再次穿入腹腔,擦伤脾,于胃后部穿入胃,于胃底穿出,随后进入胸腔,穿破肝,再穿透膈肌,刺入左肺。整个穿入体内的钢筋有60多厘米。

"一旦钢筋穿入身体,我们一般建议最好在外截断,带着钢筋到院就医。自行拔除会导致伤者体内受伤脏器上都是'破洞',需要一一寻找进行缝补,而且开胸腹后肯定会有大出血。所以,此次手术虽然不用拔除钢筋,看起来没那么惊险,但手术难度比之前的都要大。"急诊外科副主任李鹏宇回忆说。

体内大出血,医生挨个补洞

经过术前准备,下午4点半手术正式开始。医生先开胸修补肺部、膈肌和肝部,并切除左肺叶,然后对胃上部的洞进行修补。随后医生进行开腹手术,这是一个更复杂的过程,医生需要将穿刺道路还原,捋着肠子找缺口,挨个缝补处理,依次缝补了胃下部、胰脾、乙状结肠系膜。

由于伤者自行拔除钢筋,医生开腔后果然发现伤者体内出现大出血,胸腔积血约2000毫升,腹腔积血及食物残渣约1000毫升。经过9个多小时,手术才顺利结束。李鹏宇说,伤者情况相对严重,由于钢筋非常脏,他还要半个月才能度过危险期。

【来源:2016年8月17日《济南时报》】

切肝救女　我先来

2016 年,35 岁的侯先生是济南一名普通的"的哥",他两岁的女儿秀秀(化名)半年前突然丧失意识,被确诊为罕见病——鸟氨酸氨甲酰转移酶缺乏症。妻子彭女士辞职照顾女儿,一家人四处借钱求医无果。最后,侯先生决定切下自己肝脏的 1/4 移植给女儿,为此他在三个月里减肥 30 斤。几名血型相配的亲戚也做好了替补捐肝的准备。2016 年 6 月 9 日,侯先生和秀秀顺利完成手术,秀秀的意识恢复了正常。7 月 2 日,一家人都已出院。这是山东首例鸟氨酸氨甲酰转移酶缺乏症活体肝移植手术的成功案例。

据了解,这种疾病比较罕见,多数患者活不到成年。这例手术的成功,对此类患儿救治具有里程碑的意义。而手术的背后,还有着非常动人的亲情故事。

两岁女儿发病　突然没了意识

2016 年 7 月 1 日,在山东大学齐鲁医院的器官移植科病房,两岁的小女孩秀秀坐在病床上玩耍。爸爸侯先生拿着一包"菠萝豆",让秀秀自己抓着吃,练习抓握;妈妈彭女士拿着卡通气球,逗得秀秀笑个不停,一家人其乐融融。很难想象,他们刚刚经历了一场和病魔的生死搏杀。

侯先生的家庭非常平凡,他在济南开出租车,妻子彭女士是一名护士。两年前他们有了女儿秀秀,一家人过着平淡幸福的日子。秀秀一天天长大,活泼好动,逐渐开始学说话和走路。妈妈彭女士想教她唱歌跳舞,想象着女儿有一天登上舞台。

秀秀一岁多断了奶，没想到一岁半的时候，突然不说话，也不走路了，睡觉翻不了身，眼睛没神，像蒙了一层纱布。"吃完饭身体就打战，起初以为孩子是吓到了。"彭女士说。他们先去当地县医院，没能查出病因，后又两次转院到市级医院和省级医院，最后确诊为鸟氨酸氨甲酰转移酶缺乏症（OTCD），这是一种基因突变导致的肝性脑病，患者不能进食蛋白质，很多患者一喝奶就会死亡，成活率很低。

走遍大城市求医　妻子给他精神支撑

医生告诉侯先生，这种病是医学界的难题，而侯先生不想轻言放弃。彭女士辞去了护士的工作，两口子带着孩子走遍全国求医问药。他们先后去了南京、武汉、上海、北京等大城市的医院，花费 20 多万元，其中十几万都是借来的，结果诊断结论都一样："这病治不了，只能做肝移植手术。"

"那段时间全家人都处在接近绝望的状态。"侯先生说。当抱着一线希望到下一家医院诊断却又被告知不能治时，侯先生就会再次陷入绝望，反复的精神压力让侯先生暴躁起来，经常发脾气。夫妻俩从 2010 年经人介绍相爱结婚以来，侯先生还从来没这样对妻子发过脾气。这时是妻子彭女士的包容和安慰让他平静下来。"我逐渐清醒过来，我们的目标只有一个，就是挂上专家号，排队看上病。"他不再焦躁，而是冷静地和妻子面对一个又一个困难。

看病途中最大的问题是秀秀吃饭的问题，火车上的热水温度不够，冲调不开秀秀能吃的特种藕粉，急得两人也吃不下饭。到了医院，他们住不起旅馆，就睡在挂号处或走廊的长椅上，秀秀睡在车里。他们一般吃秀秀的剩饭，每次都是彭女士先吃点，侯先生再吃。"让她们娘俩受罪，心里真不是滋味。"回忆起那段艰难的日子，侯先生心里满是愧疚。

给老人报喜不报忧　手术前才告诉老父亲

他们知道肝移植手术风险很大，但只有通过手术从根本上解决问题，才能救孩子。回到济南，秀秀住进了山东大学齐鲁医院器官移植科的病房，而此时他们的最大困难是，已经拿不出钱治疗了。半年里侯先生和妻子都没有收入，而且双方父母都是农民，侯先生父亲还是残疾人，他们还有一个患心脏病的伯父，每个月吃药也要 3000 多元。

虽然侯先生和妻子的同事组织过募捐，可对他们来说只是杯水车薪。彭女士哭着说，求医之路几乎是用钱铺起来的，就算手术成功，秀秀可能也要终生服药，一个月的药费高达 6000 元，将来要怎么面对，他们无法想象，好在齐鲁医院见孩子病情特殊，让他们先治病，医疗费再想办法，一家人交上手里仅存的 2000 元钱，开始手术前的筹备工作。

"毕竟手术都是有风险的，想瞒着老人恐怕不行了。"侯先生说，一直以来关于秀秀的病情，他们对老人都是报喜不报忧，尤其是父亲，耳聋还有些小脑萎缩，只能跟他写字交流。

侯先生担心家里经历这么大的变故老父亲会接受不了，就通过姐姐侧面告诉父亲，还跟兄弟姐妹们交代好，如果他在捐肝手术中出现什么意外，先不要告诉父亲，要替自己继续照顾好父亲。

全家做好捐肝准备　丈夫对妻子说"我先上"

实际上，到底是谁把肝脏移植给秀秀，也经历了一番争抢和激烈的家庭讨论。秀秀是 B 型血，秀秀的妈妈、姥姥、姥爷都是 B 型血，而爸爸是 O 型血。家里另一个最疼秀秀的是秀秀小姨，平时她给秀秀买的东西也最多。一开始秀秀确诊后，家人一直瞒着小姨，怕她接受不了，后来实在瞒不住了才告诉她。听说秀秀准备做肝移植手术，她也做好了捐肝准备。

最后还是爸爸侯先生要求先上手术台。"当时他说'我先来，不行你再来'。"彭女士说。听着丈夫这句话，她的心情特别复杂，多年的患难与共让他们夫妻二人谁也离不开谁。除了他们夫妻俩，其他的亲人也都做好了替补捐肝的准备。医生检查，发现侯先生有脂肪肝的症状，不适宜立即做手术，要求他先减肥。从 2 月起，侯先生开始努力减肥。他每天围着大明湖跑 10 公里，只吃一点蔬菜水果，三个月减掉了 30 斤。

2016 年端午节前，侯先生的身体条件达到了手术要求，父女俩被推进了手术室。经过医生 10 个小时的努力,秀秀的肝脏被完全切除,侯先生的肝脏被切掉了 220 克(约 1/4)移植给女儿。手术很成功,他们只需要休养一星期就可以出院了。

切掉 1/4 的肝给女儿　他们说这是天经地义

彭女士清楚地记得秀秀手术后醒来的样子。"那是半年来第一次看到孩子哭。"彭女士说。患病中的秀秀失去意识,不会哭,手术结束后,她看到秀秀哭了,就知道孩子有意识了。

秀秀因为患病不能吃蛋白质,半年以来只能吃瓜果蔬菜,孩子脸上几乎没有血色。做完手术恢复了几天后,护士第一次给秀秀吃肉。她抱着装肉的碗不肯撒手,一直吃到饱才停下。很快,她眼上蒙着一层纱的感觉也没有了,大人和她互动也有反应了。

"特别希望秀秀将来能和别的小朋友一样,站在舞台上唱歌、跳舞。"彭女士说。侯先生说这场大病可能会让秀秀的智商和身体发育落后于同龄孩子,但是他们不会在意,只要秀秀将来能和普通孩子一样,过正常人的生活就好。如果有可能,要成为社会上有用的人。而他和妻子为孩子付出的这些,他们认为"这是做父母天经地义的"。

对于医院,他们也表达了感激。到出院为止,住院近一个月总计花费 11 万多元,他们缴付的住院费仍为 2000 元,侯先生和医院都在想办法解决这个问题。

手术困难大　是全省首个成功案例

秀秀肝移植手术的主刀医生、齐鲁医院器官移植科副主任朱民介绍了这台手术的背景情况。他说秀秀的病是少见的鸟氨酸氨甲酰转移酶缺乏症,很多婴儿出生后只要进食就会死亡。尤其是男婴更危险,女婴因为基因呈现不同,表现得时间晚一些,因此秀秀快两岁才发病,而这给治疗赢得了一定的时间。此疾病唯一可能治愈的方案就是肝移植手术,如果不做手术就永远不能进食蛋白质,这样孩子很难长到成年。

手术最大的风险在于器官排斥,还有因孩子年龄小而产生的手术本身的困难,具体体现在孩子的血管和胆道都很细,只有成人的1/4,对接缝合有难度。本身孩子体重也轻,必须严格控制出血量。好在是父女之间的手术,排斥很轻。对于侯先生来说,切掉的肝脏经过一段时间还能再生,这段时间只要预防感染就可以了。

秀秀现在能自己坐起来了,各项指标也趋于正常。虽然需要终生服药,压力很大,但总归可以正常饮食,过正常人的生活了。医生已经帮他们申请了齐鲁医院的医疗救助基金,希望能在费用上减轻他们的家庭负担。

【来源:2016 年 7 月 15 日《近报》】

从儿科专家到"微博大 V"

　　"拥有 82 万粉丝的'微博大 V'""文章点击量动辄过万",这些很难和一位年过七旬的退休专家联系起来,这位"网络红人"可不一般,她是山东大学齐鲁医院资深儿科专家、博士研究生导师王玉玮教授。王玉玮有着 40 多年丰富的儿科临床经验,自 2008 年开始撰写博客,2013 年在微博上发布科普育儿知识、解答网友问题,至 2016 年累计发表微博 8000 多条,连续 5 年被新浪网评选为"金牌专家",2015 年被聘为"新浪育婴研究院特聘专家",被今日头条网授予"头条号'千人万元计划'签约作者"称号,受到网友广泛好评。

40 年育儿经　科普源于爱心

　　医者,传道授业解惑。面对患者、父母育儿经验的普遍缺乏,王玉玮常常想如何能更好地解答患者的疑惑,将经验分享给更多的家长。开通新浪博客源于一个契机:2008 年汶川地震牵动着无数国人的心,王玉玮也不例外。作为一名医务工作者,她第一时间想到的就是奔赴灾区,她报名申请成为心理医生志愿者,但是由于当时她已是 60 多岁的年龄并未得到通过。不能亲赴灾区,王玉玮想到了通过网络开通博客,传播育儿知识,传递爱心。王玉玮曾在新浪博客中写道:"大爱无疆,任何人、任何途径都可以传递爱心。对没有机会亲临灾区的自己,如何使感动变成行动,让爱心和真情播撒出去,是我近期经常考虑的问题。我想播撒爱心并不仅仅局限于亲临灾区。作为一名资深的儿科医生、育儿专家,用自己积累的知识经验给更多的家长提供一些有用的医学或育儿常识,让爱心传递得更远,同时为自己的心路历程留点真实的东西,博客也许是一个不错的载体。"

"路漫漫其修远兮,吾将上下而求索"

从第一条微博、第一个粉丝,到现在的近8000条微博、82万粉丝,自媒体已经成了王玉玮生活中必不可少的一部分。即便非常忙碌,微博的更新也从未间断。经常夜深人静,她还在一字一句地回复网友,她的每一篇博客、每一条微博都力求新颖、接地气、严谨求实,经过反复核实修改才会发送。随着影响力的扩大,王玉玮收到的邀约不在少数,那些邀请她在微博上进行推广的厂家她都一一拒绝了,她的微博上无广告、不推销。提及药品的问题她总是特别慎重,只会说明哪类药品,不会出现厂商的名字。面对粉丝她深感责任重大,因为每一位粉丝的关注都是一份信任。

王玉玮常说:"育儿应该遵循科学的态度、平和的心态,在关注孩子身体健康的同时,也关注孩子心理健康。"她有时也会遇到不满意、不理解的网友和患者,科普的路上充满酸甜苦辣。念念不忘,必有回响。很多网友留下了真挚的赞誉:"王老师,心存大爱,心系普众,您既专业又善良慈悲!""王教授,用几天时间读完了您的所有博客,为您高尚的医德所感动,更被您的专业和敬业精神所深深折服。"获得了网友的关注和肯定,王玉玮将继续传播科学理念,普及育儿知识,其中传递的能量和爱心也将绵绵不绝,相印于心。

【来源:2016年7月《健康》总第041期】

多学科专家联袂施救　贯穿伤男子奇迹生还

2016 年 6 月 14 日,一名伤者被 1.5 米钢筋从阴部贯穿头顶,山东大学齐鲁医院近 30 名专家联手执刀,历时 7 个小时,命悬一线的患者最终奇迹生还!

意外——钢筋贯穿躯体多学科专家联合会诊

2016 年 6 月 14 日下午 3 点多,济南长清一处工地,一名中年男子从 5 米高空坠落,地上正好有一根竖起的钢筋,这根钢筋从男子的阴部直穿头顶。男子阴部以下露出长约 40 厘米的钢筋,头顶上穿出长约 50 厘米的钢筋,男子下体和脸部都流着鲜血,场面触目惊心。

下午 4 点多,男子被紧急送至山东大学齐鲁医院急诊外科。接诊前医院已得到消息,院领导高度重视,进行了统筹安排。接诊医生立刻对男子进行了全身检查,并通知了各科室进行会诊。患者在做完 CT 等全方面检查后,确定钢筋已贯穿男子的泌尿、腹部、胸部、口腔、鼻腔、脑部等具体部位。医院急诊外科、心血管外科、胸外科、泌尿外科、耳鼻咽喉科、口腔科等多学科专家联合对男子进行会诊,拟定最终手术方案。

惊险——钢筋穿破心脏包膜紧贴颈动脉而过

男子被送至医院后,急诊外科医生检查发现,男子意识还比较清楚,鼻腔、口腔有鲜血流出。钢筋从男子的右阴囊插入,途径泌尿系统,伤及腹部的肝脏,紧贴颈动脉贯穿而过。从咽喉直插入口腔,伤及舌头,从上颚经鼻腔,插入大脑,从头顶穿出。

"钢筋已经穿破心脏包膜,紧贴颈动脉,这两个部位可都是要命的,所以伤情极其凶险。"急诊外科副主任医师李鹏宇表示。

奇迹——手术7小时消防员也进手术室帮忙

当天下午6点,受伤男子被送到手术室紧急进行手术。为了在术中将钢筋钳断,方便取出,消防员也在手术室外随时待命。医院急诊外科、心血管外科、胸外科、泌尿外科、耳鼻咽喉科、麻醉科和手术室近30位专家参与手术。术前,由于男子外露钢筋较长,影响消毒等手术操作,医生先让消防员将男子头顶上和阴部下外露的钢筋截断。

手术准备了两套方案:一套方案是先将男子的胸腔打开,让消防员在胸腔内将钢筋截断,一部分钢筋从头部取出,一部分钢筋从下体取出;另一套方案是将男子的头颅、胸部、腹部同时打开,再从男子下体将钢筋整体拔出。但在手术中,急诊外科主任桑锡光在反复与消防员商讨体内剪断钢筋的可能性与危险后认为,打开胸腔用液压钳剪断钢筋震动太大,会对伤者造成二次伤害。最终桑锡光决定采取第二套方案。第二套方案也存在巨大风险:钢筋贯穿了颅内、气管、心脏、颈动脉、肝脏等多个致命部位,在医生整体拔出钢筋的同时,这些致命部位很有可能发生大出血危及性命。

术中,多科室医生合作,同时将伤者的头颅、胸腔、腹腔打开,从提供的术中照片看,伤者相当于整个身体被切了个"剖面图",钢筋和内脏被完全暴露了出来。在完全暴露的情况下取出钢筋,有利于医生及时发现血肿以及大出血点,出现情况立即对症处理。

从晚上8点切皮消毒到晚上10点多从阴囊处拔出钢筋,我院医生完成了这位伤者的"涅槃"。经过7个多小时,手术在15日凌晨1点多结束,钢筋被顺利取出,测量长度约1.5米。男子保住了性命,这也创造了医学的奇迹。

"这名伤者真是命大。钢筋贯穿了他的整个身体,但重要脏器都贴着躲了过去,比如心脏只贯穿了包膜,紧贴着颈动脉。术后来看,伤者只是肝脏受了些损伤。而且在平时的手术中,打开一个部位,创伤就非常大了,而他要同时打开多个部位,创伤之大难以想象。如果不是身体素质过硬,手术都不一定能挺过去。"齐鲁医院神经外科主治医师张源介绍。在手术中,医生还要成为"设计师",先做哪儿再做哪儿一定不能错,否则一步错步步错。

"这次手术体现了医院多学科协作的精神,手术中大家额头上都流出了汗,手术服也被浸湿了,一站就是 7 个小时,不过谁都没说累,就想把这个伤者救回来,创造生命奇迹。在挽救伤者性命方面,医生与患者家属都是同心、共情的。"手术总指挥、急诊科主任医师桑锡光说。

【来源:2016 年 6 月 16 日山东大学齐鲁医院官网】

一场与流感的生死较量

2019 年 2 月 6 日,农历正月初二,马路上张灯结彩,路过行人的脸上一片祥和自得,人们还沉浸在万家团圆、欢度春节的氛围中。然而,山东大学齐鲁医院里,医护人员依旧坚守在自己的工作岗位上,忙忙碌碌,各项工作也正常有序地进行着。尤其是在 ICU,危重症患者时刻需要帮助,医护人员肩负重担,争分夺秒,随时准备与时间和死神赛跑。

紧急的求助铃声

2019 年 2 月 6 日晚 6 点,齐鲁医院重症医学科的电话铃声响起,体外膜肺氧合(ECMO)团队值班的张建宁医生习惯性地一把抓起话筒:"喂,齐鲁医院 ICU。"只听到电话中传来菏泽市立医院医生急切的声音:"你好! 我们监护室有个患者,因流感引发重症肺炎合并心肌炎,已出现休克,所有治疗手段都用上了,但还是效果不佳,病情异常紧急! 现在已不具备转运条件了,请速派人抢救!"

原来,菏泽的王先生(化名)春节前患上了"感冒",病情反复 20 多天不见好,大年初二他感觉胸闷异常,发现痰中带血。复查 CT 显示,他因流感导致重度肺炎,肺脏失去了换气功能,已出现呼吸衰竭。这个消息犹如晴天霹雳。雪上加霜的是,病毒已经侵袭到王先生的心脏,引发了病毒性心肌炎,伴有休克症状。尽管很快转入当地条件最好的监护室进行抢救,但气管插管里都是血沫,呼吸机已无法帮助王先生的肺脏完成生命所需的氧气交换,血压也难以维持,年仅 34 岁的全家顶梁柱转眼间就走到了生死边缘。在这千钧一发的关头,菏泽市立医院医生突然想到,或许山东大学齐鲁医院是最后的希望,因为齐鲁医院重症医学科的 ECMO 设备是重症流感患者生命的最后一道防线。

缓慢的绿皮火车

放下电话,张建宁一刻没有耽误,立即联系了齐鲁医院重症医学科副主任陈晓梅。得知这个紧急情况后,陈晓梅的心里焦急万分,在制定 ECMO 救治方案的同时,她马上联系韩辉医生和呼吸机治疗师高铭前往菏泽,并安排一位正在菏泽老家过年的刘寒医生提前前往医院参与抢救。可是,大年初二晚上,高速因大雾封闭,火车也只剩几张绿皮车的票。救人如救火,来不及与家人道别,齐鲁医院的医生们背着沉重的 ECMO 设备出发了。2 月 6 日晚21点,车头发出粗重的轰鸣声,这列去往菏泽的火车终于启动了。车轮接触铁轨时,发出咣当咣当的响声,声声敲在韩辉和高铭的心里,"这个车怎么就不能快一点,再快一点",两人的手时刻扶着设备,为患者着想的思绪像是被困在这列缓慢的绿皮车里,找不到出口。

惊心的救援时刻

2 月 7 日凌晨 1 点半,经过 4 个多小时的颠簸,韩辉与高铭终于赶到菏泽,一下火车就立即携 ECMO 设备飞奔至医院参与抢救,生怕耽误一分一秒。不同于呼吸机,ECMO 是体外膜肺氧合,这种设备能够通过体外循环直接完成氧气和二氧化碳交换。对于王先生这种肺脏已基本失去功能的患者来说,ECMO 相当于雪中送炭。尽管有丰富的 ECMO 使用经验,但患者病情的严重程度和变化速度还是出乎了医生们的意料。到达时,患者血氧饱和度仅有 40％(正常水平为 95％以上);在置管准备实施 ECMO 过程中,患者病情进一步加重,氧饱和度最低仅为 29％,大动脉搏动几乎无法触及,情况危急万分。ECMO 设备启动后,患者氧饱和度缓缓恢复至 100％,但休克仍极其严重。又经过 2 个小时的奋力抢救,在齐鲁医院与当地医护人员团队的通力合作下,患者心电、血压、血气等指标逐渐稳定,病情转危为安。但当地的医疗条件及设备并不能保证患者后续的治疗效果,患者家属也对齐鲁医院治疗团队充分信任。时间已接近拂晓,一直在济南指导治疗的陈晓梅当机立断,决定将患者立即转往齐鲁医院接受进一步治疗。

在奔赴济南的救护车上,患者仍分泌有大量血性泡沫痰,出发后仅半小时预备的两个细菌过滤器就已被痰液渗满而无法使用,只能靠人工吸痰。奋战了一夜的医护人员一刻也没有休息,积极监控各项指标,每隔两三分钟就吸痰以保持气管插管畅通,时刻保卫着患者生存下去的希望。

重获新生的奇迹

2月7日早上7点,经过一路奔波,救护车成功抵达齐鲁医院,王先生立即转入重症医学科病房接受进一步诊疗。由于病情危重,患者气管、动静脉、尿道等多个部位都置有插管。为此,医生在对王先生进行ECMO与抗病毒治疗的同时,还为其注射了镇静镇痛药物以减低医源性刺激,尽可能帮助患者遗忘治疗过程中的痛苦,避免日后对其造成心理创伤。同时,山东大学齐鲁医院重症医学科护士长王静带领护理团队对其悉心照料,为其定时翻身、鼻饲管喂饭、俯卧位通气、锻炼肢体功能等。

由于救治及时,后期王先生的病情已趋于稳定,不过仍需进一步治疗和观察。"我在火车站看到医生们赶来的时候,心里的滋味无法形容,既觉得我哥哥有救了,又觉得过年期间他们这样奔波太辛苦,说不出有多感激。"王先生的弟弟回想起当时的情况,数度哽咽。"感谢齐鲁医院的好大夫救了我丈夫的命,谢谢你们救了我们两个孩子的爸爸。"王先生妻子在得知丈夫重获新生后激动地拉着陈晓梅的手泪流满面。"都是我们应该做的。"陈晓梅脸上的笑容难掩疲倦,这句看似云淡风轻的回答却道出了所有医务工作者以患者为重的心声。

谁能想到一场看似普通的"感冒"竟把王先生置于生死之间。在危急时刻,山东大学齐鲁医院的医护工作者无论何时何地,不畏路途遥远,放弃团圆佳节陪伴家人,在最关键的时刻不负嘱托,为素不相识的生命奔跑救助。

健康所系,性命相托,时刻为生命守候,是每一个坚守在救治一线的医务人员的真实写照。"有时是治愈,常常是帮助,总是去安慰。"在疾病面前,人往往是那么渺小。医学也许不能治愈一切疾病,不能治愈每一个患者,但医生们总是尽其所能去救治、去安慰。"治愈"可能是有限的,但医务人员守护生命的大爱是无限的,他们时刻准备着为生命奔跑,他们是为人民健康付出一切、与死神殊死搏斗的英勇战士。

【来源:2016 年 2 月 14 日山东大学齐鲁医院官网】

揪心！河北3岁男童被熊拍伤来济"造脸"

2015年12月3日下午,在河北省沧州市吴桥县,3岁10个月大的鹏鹏（化名）,被狗熊一巴掌拍在了脸上。鹏鹏面部多处骨折,前往山东大学齐鲁医院重症监护室接受治疗。

孩子路边看表演,被狗熊拍到脸

回忆起事发经过,鹏鹏的家人一直掩面叹息。12月3日下午,在河北省沧州市吴桥县,鹏鹏跟随家人到县城游玩。此时一个表演团正好路过,鹏鹏一时好奇走了过去,"他过去的时候,我们谁也没看见,以为他还在附近呢。没想到孩子跑到表演团那边看狗熊去了"。

随后,鹏鹏的家人听见哭声赶了过去。"我们看见孩子的时候,他躺在狗熊笼子旁边,脸上都是血。"家人发现,狗熊的爪子上也有血。"那狗熊把爪子伸到笼子外面,正好拍到孩子脸上。"鹏鹏的大爷称。表演团从哪里来要去哪里,他们也不清楚。发现孩子出事后,家人立即将鹏鹏送往医院接受治疗。

面部多处骨折,将留下后遗症

由于吴桥县距离济南较近,鹏鹏的家人将孩子送到了齐鲁医院接受治疗。

值班医生介绍,12月3日晚,医院紧急为鹏鹏做了多学科急症手术。"眼科、耳鼻咽喉科、口腔科、神经外科、急诊科多个学科联合救治。孩子病情危重,眼睛泪道损伤、鼻骨骨折、下颌骨骨折,整个颌面部多部位骨折。"

医生介绍,由于狗熊力量很大,除了面部多处骨折,鹏鹏的颅脑也受到了伤害。由于鹏鹏年纪尚小,颅骨骨缝还没有完全闭合,多少减轻了颅脑的损伤。此前,医院做的急诊手术是为了让孩子保命。接下来面部各器官功能性的重建,包括颌面部的整形美容、泪道的重建等,一两个月完成不了。面部器官功能性重建是指除恢复颌骨的连续性和完整性外,还要为面部器官承力、固位和行使咀嚼功能创造条件。一般方式是用义耳或义眼等人造器官以及伤者身上其他部分肌肉组织等重新构建伤者的五官,使伤者尽量恢复五官的功能。

"后遗症肯定有,包括整形、美容,特别是有些迟发性的损害,我们现在还很难判断。"齐鲁医院重症医学科二病区主任医师丁士芳表示。鹏鹏的家人也在和伤人狗熊所在的表演团协商处理此事。

【来源:2015 年 12 月 6 日《济南时报》】

30 天生死接力救回藏族男孩

　　只是不经意的蚊虫叮咬,竟导致脓毒血症,甚至引发感染性休克,来济南求学的 12 岁藏族男孩扎西罗布经历了一场生死考验。2015 年,经过山东大学齐鲁医院医护人员的奋力抢救,扎西罗布终于脱离了危险,恢复了健康。

　　这是一次生死接力。2015 年 9 月 13 日夜间,在西藏中学就读的扎西罗布因两周前被蚊虫叮咬而出现腿部破溃、发烧、精神萎靡等症状,被紧急送往山东大学齐鲁医院。到达医院急诊科时,扎西罗布发生了呼吸、心搏骤停,急诊科抢救室立即对其进行了心肺复苏抢救,将他从死亡的边缘拉了回来。经检查,扎西罗布肝肾功能衰竭、呼吸衰竭、电解质紊乱、下肢皮肤软组织感染、心律失常,情况十分危急。

　　14 日上午,医务处立即组织 EICU(急诊重症监护室)、ICU、心血管内科、小儿外科、感染性疾病科、皮肤科、血液科、消化科、急诊科多科室联合会诊,判断其为脓毒血症引起的感染性休克,决定下午立即为扎西罗布进行腿部清创手术。但是当时扎西罗布生命体征极度不稳定,凝血功能极差,从病房到手术室的移动都可能造成生命危险,医护团队决定创造一切条件在病房进行手术。医院调集了无影灯和各种手术器材,考虑到患者极度虚弱,改全麻为局部麻醉,由急诊外科主任桑锡光和王志勇主刀,手术进行得十分顺利。

　　术后继续输注血浆、血小板、冷沉淀、广谱抗生素等,并用去甲肾上腺素维持血压,扎西罗布的情况有所好转,但是仍处于昏迷状态,肾功能衰竭、呼吸衰竭、肺部感染、高热。为了防止出现危急情况，ICU 安排专人 24 小时看护。一旦患者出现心跳不规律、血压不稳、发烧等症状，立即处理。

9 月 21 日、29 日，桑锡光和王志勇又对患者进行了第二次、第三次腿部清创手术。术后扎西罗布逐渐退烧，生命体征稳定，脱离了呼吸机。10 月 8 日，进行了最后一次清创和植皮手术，为了植皮，扎西罗布的腿上密密麻麻地缝了 300 多针。就在所有人都松了一口气的时候，10 月 11～13 日，扎西罗布又频发癫痫，不排除颅内感染的可能，经会诊立即给予药物治疗，所幸之后再没有发作。

11 月，经过恢复，扎西罗布可以下地走路了，几乎没有留下后遗症。入院以来，扎西罗布的病牵动着许多人的心，一个 12 岁的孩子孤身一人不远千里从西藏来到济南上学，他的乐观和坚强感染着身边的每一个人。副院长陈玉国前去看望并送上慰问金，门诊党支部书记王丹影也带领医护人员多次看望，并送去了玩具和书籍，祝愿他早日康复。

11 月 11 日，在急诊外科病，扎西罗布在护士的陪同下开始练习走路。他露出灿烂的笑容，用不太标准的汉语说道："谢谢医生、护士们，谢谢医院。现在最大的心愿是早日出院，回到学校学习。"

【来源：2015 年 11 月 17 日新浪网】

医院里的"心灵驿站"

山东省济南市文化西路北侧,喧闹的门诊楼后,青藤盘上安然屹立的双子塔,这片历经百年的老建筑群,是山东大学齐鲁医院百年历史的见证者。从1890年美国基督教传教医师聂会东在东关华美街上扩建"文士医院"并重新定名为"华美医院",到合并成"济南共和医院",再到"齐鲁大学医科附设教学医院",直到今天的山东大学齐鲁医院,虽历经百年,但就像医院科研楼下一直保存的那块刻于1934年的"博施济众"奠基石一样,齐鲁医院大医精诚、福泽桑梓的核心精神一直没有变,始终保持以人为本、热心公益的优秀传统。

一切以患者为中心　创造温馨就医环境

本着"您的需要就是我们的责任"的服务宗旨,齐鲁医院坚持一切以患者为中心,努力营造温馨和谐的就医环境。

步入齐鲁医院门诊大厅,首先映入眼帘的是导医咨询台一群美丽的白衣天使,她们用温暖的微笑、温馨的服务给患者以安慰和引导。医院门诊部负责人介绍,之所以把导医台设置在门诊大厅最显眼的位置,就是为了让患者可以在第一时间寻求到帮助。如果大厅内发现急危重症患者,导医人员也会在第一时间提供服务并协助救援。尤其是对于行动不便的患者,导医人员会帮助挂号、取药,安排轮椅协助其就诊。

最具特色的是,导医队伍里面还有一名特殊成员:机器人导医。它不仅可以为患者及家属提供智能导医服务,还可以和人对话。很多儿童对医院有着天然的恐惧和排斥，不停的哭闹让家长们束手无策。为此，医院专门从法国请来了可爱的"哄孩子"智能机器人，让其在儿科门诊为儿童患者表演歌曲、舞蹈、太极拳等节目，孩子们既新奇又兴奋，心情得到了舒缓，使他们的就医顺利了许多。

"看病难"一直是社会所关注的焦点问题，而其突出表现就是挂号难。作为年门诊量 200 万人次的综合大医院，门诊压力可想而知。为此，齐鲁医院多管齐下，除了挂号窗口排队、网络和电话预约外，医院购置了多台自助挂号缴费机，将其安置在门诊大厅显著位置，患者持卡按照流程操作即可实现挂号、缴费，大大节省了排队等候的时间。目前，医院已经开展了网络、电话、诊间、现场、自助挂号缴费机等多种形式的挂号服务。院方表示，这也是医院服务患者、优化就医流程、方便患者就医的重要举措之一。

此外，医院还开设了便民门诊。只要花 1 元钱挂号，便可以开化验单、拿药等，有效缩短了患者的就诊时间。据统计，便民门诊每月接待 1.4 万～1.6 万人次。

为了方便患者取药，减少排队取药等候时间，医院还科学划分，设立门诊药房、儿科药房、专科药房、西药房、中药房、急诊药房等，实现了"分层挂号、分科取药"。

大处着眼小处入手　于细微之处见真情

正所谓"大处着眼，小处入手"，在齐鲁医院，处处能从细微之处感受到医院的热情、真情。

医院门诊大厅西侧是病员服务中心，中心提供"一站式、零距离、全方位"服务。综合服务台可以接转电话、收发传真，患者可以从这里借用轮椅等基本辅助医疗设备，也可以购买长途汽车票、火车票，解决外地患者购票难的问题。病员服务中心有复印机、打印机，可以为患者就近复印所需资料，还可以为患者出院后办理病历邮寄，节省了往返医院取病历的时间和路费。据中心负责人介绍，自病员服务中心启用以来，每天前来寻求帮助、办理相关业务的患者数以千计。

走近齐鲁医院,处处可以感受到医院细节上的周到之处:华美楼构造较复杂,为了更好地引导患者,医院在大厅入口处、扶梯口处都设置了许多方向标识牌。为方便外国友人就诊,这些标识牌也都实现了双语化,充分展示了医院人性化、现代化、国际化风貌。门诊楼安装了多个多媒体电子显示屏,有触摸屏、非触摸屏、LED显示屏。专家出诊时间、科室简介、专家介绍、科室分布、华美楼布局等多项内容,患者通过自助查询一目了然。显示屏还滚动播放着收费明细、温馨提示等,能够时刻提醒在门诊挂号、候诊的患者。此外,各诊室与各医疗技术科室均设有急危重症患者绿色通道,为急危重症患者提供优先服务;门诊各楼层均设有开水间,免费为患者提供热水;医院在门诊大厅安装了多台自动存取款机,各收费窗口实现了银联POS刷卡结账,给患者及家属省去了许多麻烦;考虑到残障人士,各楼层都设置了残疾人卫生间。为了给患者及家属提供足不出户的生活便利,医院还通过公开招标的形式,在医院门诊楼地下开设了超市和咖啡店,让患者可以享受365天24小时的餐饮生活服务。

细节也体现在候诊服务上。各科室都设有候诊区,各科门诊护士站均设有电子候诊呼叫系统,实行封闭式的"一人一诊"等人性化、能保护患者病情隐私的诊疗服务举措,避免争先恐后插队和"一人问诊、多人旁听"等不文明现象。

过去,排队取报告也是一件令人头疼的事情。如今,在门诊大厅都安装了检验报告自助打印机,患者只要刷卡,就能在这里免费打印各项检查单、化验单。同时,患者还可以通过就医信息查询系统,查询药品价格、门诊收费项目、住院收费项目、门诊与住院费用等信息,做到明明白白"消费"。

博施济众大爱无疆　志愿服务让爱升华

"人道主义在这里发扬光大,救死扶伤是我们的诺言。"诚如齐鲁医院院歌所述,医院历来十分注重承担社会责任。"医道从德,术业求精"成为齐鲁医院百余年传承下来的精神底蕴。

为减轻患者负担,自2006年起,齐鲁医院便开始积极实施"惠民医疗工程",把城镇特困、低保、残疾人、烈军属及农村特困人群作为惠民医疗对象,开设惠民病床,并在每个专业科室设立惠民门诊。同时,还推出了"病房三免、门诊四免、检查治疗十五减"等惠民举措,切实减轻了患者的经济负担。

对于因休克、昏迷、心脏或呼吸骤停、严重心律失常、急性重要器官功能衰竭而生命垂危的患者,无家属陪同且急需救治的患者,无法确定患者身份(如"三无"人员、智障者且无陪同人员等)且急需救治的患者,以及暂时不能交付医疗费用且急需抢救的患者,齐鲁医院都可以第一时间为其开通绿色通道,优先抢救。

在齐鲁医院,还活跃着一支人数众多且不断增加的志愿者服务队伍。他们中间,有一线医护人员,有离退休员工,也有医学专业大学生。他们活跃在门诊、病房区以及医院内外各个角落。在门诊,他们帮助指导患者办理就诊前的相关手续,引导老年患者就医,加强医患沟通,协调医患关系,给患者提供便捷、人性化的服务,帮助护送、引导患者快捷就诊,参加以服务患者为目的其他各项活动。在病房,他们经常举行讲座,给患者指导和信心。医院外,他们走进社区、广场,利用自己的休息时间,举办健康义诊和卫生讲座。仅在2014年,共有退休义务志愿者960余人次,周一至周五在门诊大厅值班,从事便民服务、导诊咨询等工作,全年服务患者共8000余小时;在校大学生志愿者509人次,利用周六、周日来院志愿帮助导医和咨询服务,服务时间达4000余小时。志愿者们热情服务,尽职尽责,为来院就诊者提供了极大的方便。

【来源:2015年9月16日《生活日报》】

ECMO 替代治疗成功救治急性重度
心源性休克患者

　　2015 年,山东大学齐鲁医院重症医学科收治了一例 35 岁急性心力衰竭、严重心源性休克患者,为其实施了体外膜肺氧合(ECMO)替代治疗,治疗后患者各项指标恢复良好,能够下床活动并转入功能康复阶段。

　　患者因阵发性头痛伴腹痛、胸闷、心悸入院,入院时四肢湿冷,心音低钝,心电图示多导联 ST 段压低。入院后心肌损伤标志物进行性升高,患者渐出现喘憋加重,胸腹部强化 CT 提示腹膜后软组织肿瘤、左全肺弥漫性高密度影(考虑肺出血),病情危急转至 ICU 治疗。患者咳大量粉红色血性痰,心率快、血压低、呼吸急促,急性心力衰竭、呼吸衰竭、心源性休克,紧急给予气管插管、呼吸机辅助通气,充分镇静,主动脉内球囊反搏(IABP)治疗及中心静脉压(CVP)监测,一场与病魔的厮杀悄然展开。

　　次日患者生命体征告急,联合应用多种大剂量升压药及强心药物(肾上腺素、去甲肾上腺素、多巴胺、多巴酚丁胺)仍难以维持血压。其间,多次出现心律失常及心率下降,心脏超声显示心肌弥漫性动度减低,左室射血分数(LVEF)约为 15％,患者命悬一线。ICU 专家组陈晓梅教授、吴大玮教授及丁士芳教授紧急讨论决定采取 ECMO 治疗,最大程度支持患者心肺功能。迅速成立了以陈晓梅为组长的 ECMO 团队,主持该患者的全面救治工作。14:30,以张蔚、王静主管护师为主的 ECMO 护理小组将动力泵及氧合器管路预充完毕。14:45,心血管外科杨长勇教授在患者充分镇静镇痛下实施了股动脉、股静脉切开置管术。15:06,动力泵启动,ECMO 顺利运转。

　　1 小时、2 小时、24 小时、48 小时……每小时一次活化凝血时间(ACT)

监测,每 2 小时一次血气分析,每 4 小时一次生命体征评估,每 12 小时一次床旁心脏超声检查,有条不紊地进行严格的 ECMO 运转维护。全身抗凝、感染控制、稳定血压、镇静镇痛、营养支持、液体管理、管路维护、酸碱代谢平衡,每一个环节都在精心调控之中。随着患者左室射血功能的逐渐回升,血管活性药逐渐减量,ECMO 支持参数逐渐下降。96 小时后,患者床旁心脏超声检查显示患者心尖及基底部心肌动度明显改善,LVEF 大于 45%,且已停用所有升压药物,果断予以 ECMO 支持撤离。2 天后,拔除患者气管插管,停用呼吸机辅助通气。5 天后,患者下床活动,各项指标恢复良好,转入功能康复阶段。

ECMO 是一种合并呼吸循环辅助的急救装置,主要针对药物、主动脉内球囊反搏和呼吸机治疗无效的心脏衰竭及呼吸衰竭患者,是一种短期辅助和生命支持系统。它代表一家医院、一个地区甚至一个国家的危重症急救水平,团队合作是该项技术成功开展的关键。山东大学齐鲁医院作为山东省重症医学的开拓者和引领者,始终关注技术进步和理念创新。随着 ECMO、电阻抗成像(EIT)、能量代谢车、高频振荡通气(HFOV)、连续性肾脏替代治疗(CRRT)、血流动力学监测(PICCO)、早期目标导向镇静及重症超声等技术的开展,山东大学齐鲁医院重症医学科不断发挥着国家临床重点专科的区域辐射和带动作用。

【来源:2015 年 8 月 27 日医学论坛网】

和死神争分夺秒的特种兵

急诊科是医院的窗口，也是医院的前沿阵地。在生死交汇的急诊科，救护车、心电图，生死之间，争分夺秒……

急诊医生被称为"和死神面对面的人"，是医学界的特种兵。在山东大学齐鲁医院，"和死神面对面的特种兵"带头人，就是陈玉国。

这些年，在陈玉国的带领下，齐鲁医院急诊科成了国家临床重点专科。2002年，成立了山东省首家"胸痛中心"，及时抢救了大批急性胸痛患者。

2015年6月17日下午4点，陈玉国从火车站急急忙忙赶回医院。他的走路方式是跑，他的语速比常人要快很多。或许也正是因为如此，他才能有更多时间"打败死神"，挽救一条条在死亡线边缘挣扎的生命。

来到急诊科　他的人生急速运转

齐鲁医院急诊科的四层楼，是陈玉国的主要活动范围。这里可以说是山东省最忙碌也是最顶尖的急诊科，走廊里的加床也满满当当。

但是，谁能想到十几年前，这个科室除了主任外，没有一名固定编制的医生。

1982年，18岁的陈玉国考入医学院，1990年取得山东医科大学心血管内科学硕士学位，进入齐鲁医院心血管内科。"当时，整个急诊科就像一个流动大军。"陈玉国回忆说，"那时候，急诊医学在我国才刚刚起步，很长一段时间都没得到重视。与其他专业相比，急诊科甚至都没有专业医生，依靠其他专业医生临时轮转。"

1998 年冬天,陈玉国在考量后,抱着"试试看"的想法,从心血管内科来到急诊科,担任副主任。当时,除了主任,没有其他固定医生,只有门诊、抢救室和留观室。从那时起,陈玉国的人生开始急速运转。

时间就是生命　输血精确到分钟

在急诊科,从患者入院就诊、抢救再到进行手术,每一个时间段都是以分钟计算的。患者的输血也要求精确到分钟,就诊以后多长时间给患者做第一个治疗、第一个检查,都不能马虎。比如接诊以后多长时间做的心电图、多长时间抽的血、多长时间进行的化验,都是以分钟计算的。所以在急诊科,对患者来说时间就是生命。

1999 年,一名 72 岁的老太太因高血压产生急性血栓,但溶栓无效,在心血管内科张运主任的支持下,陈玉国为其进行了急诊冠脉介入,这也是山东省首个应用急诊冠脉介入治疗 ST 段抬高型急性心肌梗死的案例。

"先救命,后治病"是黄金准则

让陈玉国遗憾的是,随着生活方式的改变和社会人口的日益老龄化,心血管疾病患者越来越多。而吸烟、肥胖、运动少、饮食不规律、精神紧张等因素,使年轻人过早产生危险隐患。

陈玉国举了个例子,一旦出现高血压但又没有得到及时有效的治疗,就会产生高血压并发症,如脑出血、冠心病、心肌梗死等。而急诊科是心脑血管疾病急性发作的第一战场。

和普通的门诊医生不同,急诊科医生的心脏必须更加强壮。每一天,急诊医护人员都行走在刀尖上,快速判断病情、快速抢救,每个急诊医生都有一条黄金准则——"先救命,后治病"。急诊医生最有成就感的时候,就是将一名濒危患者从死亡线上拉回来。

步步惊心时　急诊医生不能急

在陈玉国的带领下,齐鲁医院急诊科发生了巨大变化。2000 年,这里成立了省内急诊医学的第一个硕士点,学生毕业后留了下来,齐鲁医院急诊医学的团队羽翼渐丰。

目前,齐鲁医院急诊科已建设成为国家临床重点专科、国家疑难病症诊治能力提升工程建设学科、山东省医药卫生重点学科、山东省"泰山学者"建设工程岗位、中华医学会急诊医学分会第九届委员会主委单位、山东省医学会急诊医学分会主任委员单位、山东省急诊医学质控中心主任委员单位、首批急诊医学住院医师规范化培训基地。本专科包括急救科、急诊门诊、抢救室、急诊重症监护室(EICU)、急诊手术室、急诊放射、山东省卫生系统急危重症医学重点实验室等。

面对繁多的医学任务,陈玉国总结出了自己的"快与慢"之道:"平时要快,节省零碎的时间。但是面对患者,判断病情时,尤其是在受到外界极大干扰的时候,更要保持冷静。所谓步步惊心时,你不能急。"

成立全国首家胸痛中心

陈玉国说:"胸痛是许多重要疾病的常见症状,高危胸痛,如急性心肌梗死、急性肺栓塞、主动脉夹层等可能随时威胁患者的生命。"

2002年10月,齐鲁医院成立了山东省首家胸痛中心,也是国内第一家胸痛中心。中心挂靠在急诊科,整合了急诊科、心血管内科、心血管外科、胸外科等多个学科的力量,由我国著名心血管病专家、中国工程院院士张运教授担任顾问,陈玉国兼任中心主任。该中心已在全国率先建立了包括院前移动胸痛中心工作站(即齐鲁医院"120"急救车队)、急性胸痛门诊、胸痛中心病房等在内的,涵盖院前、院内以及出院后一体化、无缝衔接的急性胸痛救治体系。

2014年6月,陈玉国发起成立了国内首家胸痛中心联盟——山东省胸痛中心联盟,为山东省胸痛患者提供更高效、更优质的医疗服务。

【来源:2015年6月24日《生活日报》】

扎根基层，到西部去

2015 年 1 月，山东大学齐鲁医院收到一封来自中共江西省委的感谢信，信中对齐鲁医院泌尿外科医生姜先洲表示了感谢。作为中组部、团中央第 14 批"博士服务团"成员，姜先洲于 2013 年 11 月至 2014 年 11 月在江西省人民医院挂职副院长。信中说，姜先洲在挂职期间"充分发挥专业技术特长为地方服务，以广博的专业知识、扎实的工作作风、良好的敬业精神和出色的工作业绩取得了显著的社会效益和经济效益，赢得了当地的一致赞誉"。

思想观念碰撞，为当地带来一股清风

2013 年 11 月，姜先洲第一次踏上江西这片土地。初冬时节，北方的室内温暖如春，但南昌是一片湿冷。阴冷的天气丝毫没有影响姜先洲的热情，从踏上江西这片红色土地的那一刻起，他就暗下决心，要把自己的所学所能竭尽全力奉献给老区人民。

新的工作、新的要求、新的环境、新的挑战，作为一名资深专家，从到岗的第一天开始，姜先洲就把自己定位在入院新人的位置上，留心观察、虚心请教、用心思考，从熟悉医院基本情况开始，从学习规章制度和职工手册入手，向领导和同事们请教，定期与挂职小组的同志讨论工作、交流心得，使自己能够在较短的时间内迅速转变角色，适应新环境、新工作，热情饱满地投入到崭新的工作中去。

通过深入临床一线认真调研，姜先洲仔细比较了江西省人民医院泌尿外科的优势以及与全国先进医院相比存在的差距，协助医院"量体裁衣"制定了发展规划。

作为分管外科的副院长,姜先洲参与了普外科专业划分工作,对专业设置、人员分配、学科带头人的选拔都提供了大量参考意见,特别是在绩效考核的实施方案方面提出了大量建设性意见。他在泌尿外科中积极推广《泌尿外科诊疗指南(2014 版)》,倡导全科医师规范从医和按标准实施医疗的观念,初步改变了部分医师医疗工作随意性较大的习惯。"与技术相比,我带来的主要是思想观念的碰撞",姜先洲的到来好似"一股清风",把齐鲁医院的先进管理方法与理念付诸具体工作,灵活地运用于临床带教、查房、绩效管理乃至护理管理中。

江西省人民医院泌尿外科很多设备仍然停留在 10 年前的水平,长此以往制约了科室的发展。姜先洲建议引进新设备、新技术,在医院领导的大力支持下,医院给泌尿外科拨款 300 万元,结束了泌尿外科 8 年没有新设备引进的历史。他利用引进设备的契机,开展输尿管软镜技术研究,加上先期开展的腹腔镜技术研究,目前可以实施临床绝大部分相关微创手术,并形成了规范化的系统性治疗,达到国内先进水平,使江西省人民医院泌尿外科实现了跨越式发展。

既要"引进来",也要"走出去",姜先洲积极参加学术活动,扩大了所在博士服务团的影响力,真正实现了双赢。作为华东六省一市泌尿外科学会的秘书组成员,姜先洲利用在省内兄弟单位和基层医院讲学、调研、义诊的机会,大力宣传江西省人民医院和泌尿外科,突出学术与医疗优点,鼓舞职工士气,从"精、气、神"上为医院鼓劲。2014 年 6 月 23 日,江西省人民医院人员首次对齐鲁医院进行了访问,之后江西省人民医院人员又多次来访,双方进一步建立了合作关系,在两所医院之间架起了一座友谊的桥梁。

救治患者,只要有一丝希望就不放弃抢救

"治好病,少花钱,把患者当亲人。"这是姜先洲经常挂在嘴边的一句话,也是他的导师、中国医师奖获得者、山东省医德标兵许纯孝教授在姜先洲耳边念叨了多年的人生经验总结。"话虽简单,但道理很实在。"姜先洲深情回

忆道:"其他理论、学识、手术技术等东西慢慢都在发展,逐渐形成了自己的风格,只有这句话我没有忘记,并且在日常工作中不断践行,成为我的座右铭,也是我行医至今没有发生一例医疗事故、没有受到一次患者投诉的'护身符'。"他把这个座右铭带到了江西,也像他的导师一样向身边工作人员念叨着、传授着。

2014 年 6 月初,一名肾衰竭患者从 ICU 转入泌尿外科,要进行急诊手术。该患者入院时已经出现多脏器衰竭。经过检查,发现血肌酐值达到2888 $\mu mol/L$,远远高于 110 $\mu mol/L$ 的正常值。患者已经无尿,完全靠血液透析维持生命。这是一名肾结石患者,多年前在外院进行了右肾超声碎石术,失败后导致右肾萎缩,丧失功能。不久后,左肾出现结石,又进行了碎石手术。然而碎石进入输尿管造成了堵塞,导致急性尿毒症、代谢异常,其他脏器同时受到影响,情况十分危急。

术中发现,患者左肾因为结石肿得非常厉害,当务之急是保全肾功能,计划采取肾穿刺造瘘,引流尿以排出毒素。这一手术由主治医师朱遵伟实施,开始很顺利,穿刺成功、置管成功,但是短时间内造成了肾脏出血,手术无法继续进行。手术组决定采用二套方案,改用输尿管镜,姜先洲立即亲自上台接续手术。他拔掉造瘘管,由外引流改为内引流,进行输尿管镜碎石。凭借高超的技术,姜先洲成功排除掉输尿管中的碎石。患者的肾功能得到保全,第二天就不再出血,度过了危机。术后第 10 天,患者的血肌酐值恢复到正常水平。

此次手术难度极大,患者出现多器官功能衰竭,抢救成功概率低,稍有不慎患者就可能死亡。面对这样的情况,姜先洲没有犹豫,"只要有一丝希望,就不放弃抢救"。朱遵伟事后回忆:"当别人在手术中遇到困难时,他能马上挑起重担,亲自上台重新开展手术,这样的品德和能力令同行敬仰,有大家风范。"在高难度的手术当中,姜先洲没有选择"明哲保身",而是主动肩负起风险和职责,实现了他对生命的承诺。

同事眼中的姜先洲对患者"随叫随到""有求必应"。入院以来泌尿科所有大手术都能看到他的身影,不在台上就在台下,随时准备上台。

不单是对患者,姜先洲对于有困难、有需要的人也总是尽可能地伸出援手。江西省人民医院器官移植科有一名员工身患癌症,姜先洲多次给予他精神、工作、经济上的帮助。他还跟随博士服务团到赣州地区,对那里的孩子给予捐资助学。

倾囊相授,让技术理念落地江西

挂职江西,对姜先洲来说只有一年的时间,相比于具体的几台手术,如何让先进理念、技术在江西扎根是更重要的问题。姜先洲在科里选了 5 个"学生",通过现场演示、口述指导等形式,在手术室内进行业务传授,手把手地与他们交流腔镜手术的基本功和理念。对于当地医生拿不准的手术,姜先洲总是在台下待命,"学生"遇到困难了,姜先洲就上台接替,等到手术顺畅的时候再交给"学生",他成为大家的强大后盾。朱遵伟说:"只要姜教授在后面站着,心里就特别有底。"就是这样在实践中的教与学,实现了技术的传承与人才的培养。一年时间内,姜先洲先后参加和指导手术 210 台,对高难度手术中的关键技术毫无保留、倾囊相授。

此外,姜先洲还重点开展高难度肿瘤手术,先后在医院演示了高清 3D 腹腔镜保留肾单位肾肿瘤切除术、腹腔镜巨大肾上腺嗜铬细胞瘤切除术、腹腔镜前列腺癌根治术、腹腔镜膀胱癌根治术、原位膀胱术等先进的高难度手术。他还率先在江西省人民医院开展了输尿管软镜手术、下尿路腹腔镜手术等,这标志着该院泌尿外科微创手术水平跻身江西省领先行列,自主掌握了目前所有常规泌尿系微创手术技术。

通过细心观察,姜先洲还搞起了"发明",率先启用"小棉垫"包裹引流管。泌尿外科护士长说:"可不要小看了这块小小的棉垫,用它包裹住引流管、敷在创口上或垫在皮肤下,能起到擦拭污渍、清洁创面、提高舒适感的作用,既降低了感染、褥疮的发生率,又保持了被褥的清洁,成本还低。"一包小棉垫只要 2 元钱,换洗一套被褥床单的成本却超过 40 元。小小的"发明"既节约了医院的成本,又降低了患者的医疗费用,可谓"方寸之间,理念凸显"。

扎根基层，被需要是一种幸福

长期的医务工作使姜先洲落下了肩周炎的毛病，江西的冬天阴冷潮湿，更加重了他的病情，一场手术下来经常肩膀、背部疼痛难忍。但是对于各种手术、教学，他从来没有推诿，有时候在宿舍接到急诊，也是立即赶往医院。

初来江西的时候，姜先洲还听不懂江西话，离开的时候他俨然已经成了一个"江西通"，能和患者顺畅地沟通。

2014 年 9 月，姜先洲 90 多岁的奶奶病重去世。他赶回家见了奶奶最后一面，虽然没能在老人生病期间侍奉床畔有些遗憾，但是他并不后悔自己的选择。

扎根基层，无私奉献，姜先洲也在这里实现着自己的人生价值，寻找着自己梦想的支点。"江西需要我，我更需要江西，被需要是一种幸福。这一年是感知社会最直接、体察民情最丰富的一年，也是观念更新最多、能力提高最快的一年。"

2014 年的 11 月，又是一个初冬时节，姜先洲离开了江西。但这个冬天不像先前一般阴冷，因为一年时间里的收获正像火一般温暖着他的内心，也将永远指导着他的行医之路。

【来源：2015 年 6 月 18 日山东大学新闻网】

医院里特殊的中考考场

2015 年 6 月 11 日上午 7:53,交警开路,一份中考试卷从济南九中被送往山东大学齐鲁医院,正在住院的一名初三女孩如愿参加了中考。女孩中考前磕伤左膝,不料逐渐发展成感染性休克,住院期间仍坚持复习,更提出了在医院参加中考的想法。

病房里参加中考

11 日上午 8:20,试卷和监考老师提前抵达。在齐鲁医院骨外二科病房,长长的走廊尽头,有一间特殊的考场。一名保安守在病房门口,门外有两名监考老师,考场中只有一名考生。

"在发烧的时候,她还让我给她读卷子复习,坚持要参加中考。"女孩妈妈刘女士说。起初,她并不愿意女儿带病参加考试,可女儿说:"妈妈,你抬也要把我抬到考场。"最终,通过教育部门与齐鲁医院的协调,女孩如愿在病床上参加了中考。

医生守在旁边听诊

作为女孩的主治医生,李德强一直守在医生办公室听诊,生怕有任何意外发生。李德强说:"大约 1 个月前,女孩在准备中考的体育项目时磕伤了左膝,当时没有皮外伤,女孩也没有在意,一直坚持继续锻炼,直到 10 天前,女孩的膝关节肿了起来,疼痛、发烧折磨着这个辛苦备考的孩子。"

刘女士把女儿送到附近医院打了抗生素、降了体温,可不久后女孩就出现了高热、寒战、恶心、腹泻等表现,被送到齐鲁医院检查时,女孩的伤处皮下已化脓积液,血压只有 67/30 mmHg,已经是感染性休克状态。当时,大夫从抽出的15毫升脓液病理检查中发现了细菌。

"应该是有肉眼看不见的伤口,最后导致细菌感染。"李德强说。这种运动伤看似不严重,但细菌可能从损伤的毛囊中趁机而入。

6月7日晚10点左右,女孩被转到 ICU 进行治疗;6月9日,状况稍微稳定些,体温在没有降温药物的情况下维持在 37 ℃左右,皮下脓肿基本消失。

吊瓶打在女孩脚上

得知女孩要参加中考后,医院立即着手为女孩调整了病房,将其安排在走廊尽头的双人间。护士长刘巧慧说:"女孩选择了靠门的位置,这样不容易受外界打扰。"而为了尽量不打扰女孩考试,将吊瓶打在了女孩脚上,以方便书写,同时选择最合适的药物在考试期间使用,并用输液泵精确控制输液时间,尽量在 2 个小时里不换吊瓶,不打扰考生。除此以外,医护人员也尽可能呵护着女孩的情绪,让她能够轻松应考。

尽管考场比较特殊,但女孩的考试时间与普通考场完全一致,不会延时。6月11日下午3点,女孩开始进行中考的第二场考试。刘女士说:"中午见到女儿时,她的状态还不错。谢谢学校、教育部门、医院和交警,谢谢大家让我的女儿能够安心考试。"

【来源:2015 年 6 月 12 日搜狐网、舜网、新浪网】

学者奋楫　医者仁心

吴欣怡,首届山东省医药卫生杰出学科带头人,山东省医药卫生领军人才,山东大学二级教授、博士生导师,身兼数职的她同时还肩负着临床、教学、科研、医疗团队建设等工作。繁忙的工作并没有使她表现出丝毫的疲惫。吴欣怡教授心有大爱、落于微行,集医生、教师、学者三个角色于一体。

天行健,君子以自强不息

1990 年,吴欣怡教授赴美国哈佛大学及波士顿大学进修深造,从事角膜病及人工角膜方面的研究。由于出色的个人能力和勤奋严谨的工作态度,她被聘任为美国波士顿大学眼科系讲师,从事临床、科研及教学工作。学成归国后,吴欣怡先后晋升为眼科副主任医师、副教授,硕士生导师,2000 年破格晋升为眼科主任医师、教授。同年,她协助山东大学眼科申请获得眼科博士学位点,创建了眼科实验室,将山东大学眼科学的教学和培养水平带向了全新的高度。

2001 年,吴欣怡被聘为山东大学博士生导师,此后,她还担任了国家自然科学基金委员会委员、教育部及山东省科技厅评审专家、山东大学医学院学位委员会委员、山东大学齐鲁医院学术委员会委员、山东省眼科学会副主任委员等多项职务。

在 30 余年的从医生涯中,吴欣怡教授时刻将希波克拉底誓言铭记于心,踏踏实实、一步一个脚印地实践着自己内心的行医准则。在临床工作中,她致力于各类眼科常见病、多发病及疑难复杂眼病的诊治,为无数几近失明的患者保住了眼球，使其得以重见光明。

　　作为首批山东大学齐鲁医院知名专家之一，她尤其擅长复杂疑难感染性角膜病、复杂白内障、严重眼表化学烧伤及泪道疾病的诊治，在严重感染性角膜溃疡的治疗上具有独到的见解，是我国人工角膜事业的开拓者和奠基人，也是齐鲁医院微创白内障超声乳化手术的带头人之一。在她的带领下，齐鲁医院建立了角膜库，开展了各类角膜手术，如角膜移植、羊膜移植、角膜缘干细胞移植、巩膜移植术等，在复杂疑难角膜移植术的综合处理方面积累了丰富的经验。

　　作为第一专利人，吴欣怡教授发明的新型泪道探通引流装置获得了国家专利，并在国内各大医院广为应用。这一装置使得泪囊炎的治愈率提高到80％以上，泪小管断裂的治愈率提高到99％以上，为广大泪道疾病患者解除了痛苦。她较早开展了感染性角膜病的个体化诊治，成功治愈了多例严重的感染性角膜溃疡，使大量患者保留了眼球，恢复了良好的视力；摸索出防止病毒性角膜炎复发的有效治疗方法，大大降低了该病的复发率；在国内较早应用治疗性隐形眼镜治疗角膜病，为圆锥性角膜等疑难眼表疾病提供了有效的治疗手段。在眼科其他分支，如青光眼、眼底病、眼部肿瘤等，吴欣怡同样造诣精深。她在国内率先应用颅脑 X 刀治疗眼内及眶内肿瘤，效果显著，对视网膜母细胞瘤及韦伯综合征所采取的放射治疗亦获得成功，为非创伤性眼内肿瘤的治疗开辟了新途径。

　　此外，吴欣怡还积极组织白内障"慈善复明"活动，每年替数百名贫穷的白内障患者免费诊治，在帮助他们重见光明的同时，也为医院赢得了良好的社会声誉。正是因为这些突出贡献，2005 年吴欣怡被聘为首届山东省医药卫生杰出学科带头人，2010 年被评为山东省医药卫生领军人才。

　　在繁忙的医务工作之余，吴欣怡还承担了山东大学医学院 7 年制、8 年制硕士和博士研究生及海外留学生的培养任务，已培养了硕士及博士研究生 40 余人，为国家输送了大量优秀的眼科人才。

科研一途,百舸争流,奋楫者先

从医多年,吴欣怡教授从未停止过在科研道路上探索的脚步,成果卓著,是当之无愧的学者、科学家、带头人。1999 年,她获得国家自然科学基金的资助,在国内率先从事人工角膜的研究,开创了我国人工角膜的研究热潮,为解决国内供体角膜缺乏问题奠定了坚实的基础。2003 年,吴欣怡有关感染所致角膜上皮细胞屏障功能调节的研究获得了国家自然科学基金杰出青年基金资助。此后,吴欣怡又先后承担了 20 余项国家自然科学基金项目及省部级研究课题,其中国家自然科学基金 7 项,多项成果获省部级自然科学奖和科技进步奖。目前,吴欣怡主要从事角膜感染、眼表创伤修复、人工角膜及泪道疾病等方面的实验研究,在国内外著名刊物发表论文共 180 余篇,其中 SCI(科学引文索引)收录近 60 篇,有关真菌性角膜炎和组织工程人工角膜的成果分别刊登在了代表业内最高水平的《调查眼科和视觉科学》(IOVS)、《生物材料》(Biomaterials)等杂志上。此外,她还主编了《角结膜疾病学》和《老年眼病学》两部著作,参编了《诊断学》《眼科药物的临床应用和研究》《住院医师规范化培训手册》等多部著作,拥有 2 项发明专利,是当之无愧的科研学者。

吴欣怡还曾多次受邀参加美国视觉与眼科研究协会举办的全球最高级别的眼科会议,并作大会报告,阐述自己的研究成果,为眼科学的中外交流做出了突出贡献。

30 多年来,吴欣怡教授将她最美好的时光献给了患者、学生和科研。天道酬勤,厚德载物,吴欣怡教授的医者仁心、大爱无疆将为更多的患者带来光明,为眼科学研究的发展注入生机。

【来源:2015 年 6 月 11 日《科技日报》】

25 岁女工头发卷进机器
医生花 6 小时重新缝合

这是一个亟待救援的患者。2015 年 3 月 12 日晚上 11 点左右,一名只有 25 岁的女工在上夜班的时候头发被意外卷进机器,造成全头皮、额部及双眉皮肤撕脱,被送到山东大学齐鲁医院。医院骨科手足外科主治医师崔宜栋接诊后,立即给予紧急抢救。

为争取抢救时间,医生刘奔和王振陪患者做详细检查,医院迅速开启绿色通道。此时,手足外科主任朱磊、副主任许庆家已制定手术方案,手术将分两组进行:一组对已经撕下来的头皮进行清创处理,在显微镜下寻找并分离血管;另一组则清创处理头部,止血,找到能够与头皮血管相吻合的血管。

整个手术时间长达 6 小时。据朱磊介绍,术中一共吻合了 2 条动脉及 5 条静脉,并给予了扩血管、抗凝、输血等生命支持治疗,头皮恢复了血液循环,颜色逐渐红润,毛细血管回流良好,手术获得成功。

术后为避免血管危象引起再植失败,手足外科护士长乔丽带领护理团队密切配合,将患者安置在显微外科监护室。术后每 30 分钟观察头皮血运,安抚患者情绪,使患者平稳度过危险期。术后第 10 天,患者生命体征平稳,头皮全部成活,血运良好,已经可以见到毛发生长。

全头皮撕脱伤在临床中很罕见,大部分是留有长发的女性患者,工作中不注重防护,高速运转的机器一旦卷住长发,非常容易造成整个头皮撕脱。全头皮撕脱伤由于损伤严重、血管细,再植后成活率较低,患者需终身戴假

发度日,给患者造成很大痛苦。专家表示,这例头皮撕脱患者的头皮已全部
成活,颜面及头发恢复良好。

【来源:2015 年 3 月 30 日《济南时报》】

误饮百草枯男孩奇迹生还

2015 年正月初四,年味正浓,在商河县站南村,年仅 15 岁的董付航误喝了剧毒农药百草枯。专家介绍,百草枯是目前毒性最强的农药,其致死率能达到 80% 左右。

误把农药当饮料

董付航的妈妈介绍,初四那天,董付航有一瓶饮料没喝完,但是不想让妹妹看到,就想找一个地方藏起来。

付航把饮料藏到了屋里的柜子上面,这样的高度妹妹是够不到的。但是,饮料旁边正好是百草枯农药。付航妈妈说,可能付航回来之后口渴,就误把农药瓶子当成了饮料瓶子。

"他高度近视,当时没戴眼镜。"付航妈妈现在回忆起来,还是心有余悸。

付航告诉记者,他当时其实没有喝多少,觉得味道不对就吐了出来,只喝下去了一小口。但是,就是这一小口,差点要了付航的性命。"我一开始没啥感觉,后来就感觉眩晕、恶心,特别难受。"

幸好,付航误服下百草枯时,父母都在家里。妈妈看到儿子嘴上很黑,再转眼看到翻倒的农药瓶时,顿时傻了眼。"我们就开始给他抠,算是吐了一些,然后找车去医院。"妈妈说。

手术成功,很快能出院

付航父母拨打了"120"后,付航被送到了山东大学第二医院。在医院,由于付航身体等原因,灌流手术失败了。付航又被紧急转移到山东大学齐鲁医院。

"如果再晚点过来,这个孩子生存的可能性就不大了。"齐鲁医院急诊科副主任、中毒与职业病科主任菅向东说。付航转院时,虽然做了很多治疗,但是体内毒性依然很高,已经出现了剧烈的恶心、呕吐的症状,必须立即进行有效的治疗。

菅向东等人对付航进行了手术。手术通过一种血液灌流设备将中毒者体内的毒素排掉。手术后,检验结果显示,付航的肝、肺等器官由于此次中毒受到了一定程度的损伤,但并无大碍,这也让付航的父母不那么担心了。

"从国内或者省内来看,百草枯的发病死亡率非常高,十个人能抢救过来两三个已经很不错了。"菅向东表示。

"手术难度很大,但确实非常成功。"菅向东表示,过几天,付航就可以出院回家了。

【来源:2015 年 3 月 5 日《生活日报》】

"捐了遗体，才能走得更安心"

2015 年 1 月 31 日，山东大学齐鲁医院产科护士杨文玲抗癌近四年后，走完了她最后的人生旅程，永远定格在 25 岁。留下的，只有她自愿捐献用于医学研究的遗体和人们对她的思念。

"我们只要看到水杯满着，就知道文玲来上班了。可现在，一看到空杯子就想起她。"文玲在世时，只要上班，就会将忙得连水都喝不上的同事的水杯倒得满满的。而现今，同事们再也喝不上她倒的水了。

工作仅一年　查出白血病

"你们如果登照片，最好发一个我妹妹状态最好的照片，她性格很要强。"2 月 2 日，杨文玲的哥哥仍沉浸在失去妹妹的痛苦之中，神情有些恍惚。

作为来自枣庄滕州的农村孩子，在齐鲁医院工作的杨文玲是一家人的骄傲。

杨文玲的哥哥说："父亲早逝，自己与母亲、妹妹的生活很艰难。妹妹从小立志学医，学习很刻苦。2007 年考入山东医学高等专科学院学习护理。2010 年毕业后，妹妹来到齐鲁医院工作，当时一家人特别高兴。"

"文玲很开朗，很乐观。"回忆起杨文玲的情况，医院产科南三区护士长刘芬哽咽着说，"在医院当护士期间，这个孩子特别细心、特别勤奋。"

可工作一年后，杨文玲被查出 M5 型白血病。"当时根本不敢相信。"杨文玲的哥哥说，"直到再一次检查确认后，一家人才慢慢接受了现实。一开始没告诉她，怕她受不了。"但是用了化疗药物后，她就猜到了自己的病情，

"学医的，自己了解"。

"刚知道自己的病情，文玲的情绪很不稳定。"同事高峰说，"但很快，她就走出来了，开始积极接受治疗，与病魔斗争。"

一个疗程接一个疗程的化疗让她的身体变得十分虚弱。头发脱落，原本俊瘦的脸也开始浮肿……尽管如此，但杨文玲一直开朗乐观，还抢着去工作。

化疗间隙　偷偷溜去上班

因为化疗反应特别大，同事都担心杨文玲身体受不了，不愿意让她去工作，但她执意要去。

为满足她的愿望，杨文玲所在的科室安排她做一些力所能及的工作。"她抵抗力弱，不敢让她下病房，就安排她整理病案等。"刘芬说。

"有时候看她干了一天，特别累，就赶她回去休息。"但有时刚把她"赶回去"，过一会儿，她又偷偷跑过来。"尤其是 2014 年，产科特别忙，在化疗间隙，她都会回来上班帮忙，有时甚至是上午打完化疗针，下午就过来上班。"

"她真是热爱这份工作，平时还不忘学习业务。"高峰说，"科室会定期举行培训，每次落下培训，她就会主动找我，说看看笔记，补上落下的内容。"

因为努力，在护师考试中，杨文玲一次就考过了。"我们有的护士复习很久也还是考不过。她既要治疗又要工作，还一次就过了，真是很厉害。"

由于身体条件的限制，杨文玲每次上班都抢着做自己力所能及的事。"有个细节特别让我们感动。"高峰说，"近几年产科很忙，我们护士都忙得顾不上喝水，可只要文玲上班，她总会把我们的水杯倒满。"

说到这里，高峰已经抑制不住自己的眼泪，"我们只要看到水杯满着，就知道文玲来上班了，可现在，一看到空杯子就想起她"。

捐献遗体　尽自己所能回报社会

来自农村的杨文玲家庭条件不好，病情确认后，医药费难坏了一家人。"文玲很要强，看病的钱总是自己想办法解决。"刘芬说。科室得知她的困难后,自发组织捐款,第一次捐款 6 万多元。

为了给杨文玲看病,一家人把家里唯一的房子也卖掉了,所卖 8 万元全部用于治病。经过治疗,杨文玲的病情趋于稳定,但不久后病情恶化。

病情加重后,杨文玲所在的科室以及医院其他科室医护人员再次自发为其捐款。

"这么多领导同事关心她,她很过意不去。"杨文玲的哥哥说,"妹妹曾说过,她都不知道怎么回报这个社会了,所以从生病后,她就曾多次提出捐献遗体。"

"说实话,我们一开始是无法接受她捐遗体的。"杨文玲的哥哥说,"在妹妹病情恶化后,家里已为其准备了墓地,我们想着带她回家。"

但与杨文玲的一次谈话改变了哥哥的想法。"有一次妹妹说,希望能尽自己所能回报那些帮助她的人,也回报这个社会,捐了遗体,这样才能走得更安心。"

后期,杨文玲陷入了昏迷。"最终想了想,我们决定圆了她这个梦。"说到这里,杨文玲哥哥眼眶里的泪水涌了出来。

1 月 31 日,杨文玲走完了最后的路,同事为她举行了遗体告别仪式。

"现在医学研究、教学非常缺少遗体,她的遗体主要用来做医学研究。"山东大学齐鲁医院器官移植科办公室主任董来东介绍。

【来源:2015 年 2 月 3 日《齐鲁晚报》】

细致入微的"心理专家"

"选择一个职业，就是选择了一份责任，知道自己干什么，明白自己肩头的责任。"医学博士、放射肿瘤学博士后、山东大学齐鲁医院放疗科主任、山东省医师协会放疗医师分会主任委员、山东省卫生系统优质服务示范标兵、中国口碑医生等，这些荣誉和光环是对程玉峰 20 多年在临床实践中无私奉献和孜孜不倦努力的最好证明。他坚持"做学问先做人"的原则，对待学问一丝不苟，对待患者和风细雨，被患者亲切地称为"微笑天使"和"心理医生"。

听诊前，他先捂热听诊器

2015 年 1 月的一个清晨，早上 7:30，程玉峰到医院；8:00，他开始早交班和开晨会，之后进行查房。

"老张，昨晚睡了个好觉吧，今天心情看起来不错嘛。""程主任，你怎么看出来的？昨晚我睡得好极了！""好心情都在你脸上写着呢。"程玉峰习惯性地将老张的被角掖了掖，并嘱咐他别着凉了。

"哟，小王这是怎么了，嘟着个嘴不高兴啊？""主任你看，今天输液打针，第一针没成功，我的手被扎了两个针眼。""我看看，可不是嘛，打针怎么还买一赠一呢？"程玉峰亲切地拍了拍小王的肩膀，幽默的话语让本来还在生闷气的小王扑哧一声乐了。

病友们一见程玉峰主任来了，个个精神抖擞起来，有述说心情的，有询问病情的，面对患者程玉峰始终保持微笑，认真倾听，仔细回答他们的问题，不时来几句风趣的语言化解大家心中的焦虑。每次给患者检查时,他总是先把听诊器捂热,就是这个习惯性的动作,感动了每一名患者。

"有问题就找程主任",这句话几乎成了每一名患者的口头禅。在大家眼中,他不仅是好医生,还是好的心理医生。

有一天晚上程玉峰值班,一名患者来找他,因为担心放疗会给自己带来副作用,这名患者焦虑得睡不着觉,别的医生解释,他根本听不进去。他躺在床上,用自己带来的手电筒模拟加速器照射方向,给程玉峰反复演示放疗时的姿势,然后表达了自己心中的疑惑。"他就是误解了放疗的原理,精神负担太重了。"找到这名患者失眠的症结,程玉峰开始一点一点给他讲解,患者不明白的地方,他就在纸上画图解释。两个人讨论了几个小时,最后这名患者长长舒了一口气,给程玉峰深深鞠了一躬:"我终于明白了,真是谢谢!"那天晚上患者睡得很香。

"作为医生,应该学会察言观色,随时关注患者的情绪变化,沟通很重要。"程玉峰说。对患者细致入微,他能根据患者的每一个表情和动作很快捕捉到其心理动态。他知道,自己的一个微笑可能就会给患者带来一天的好心情,因此他始终保持微笑,被患者亲切地称为"微笑天使"和"心理专家"。

面对每一名患者,他都追求精益求精

作为放疗科主任,程玉峰很大程度上承担着"灭火"的任务。接受放疗的患者承受着身体和精神上的双重压力,有不少患者因为家庭困难、家里没人照顾,情绪上波动很大。患者产生误会或者不理解时,他就耐心地给他们讲解。有一次,一名不知道自己真实病情的患者需要做精确放疗,当看到要做不少检查项目,还要进行 CT 定位、做放疗计划、摆位放疗等,而且放疗费用高达万元时,患者非常不理解且非常生气,情绪激动,拒绝放疗。程玉峰及时找到同事了解事情的经过,然后跟患者促膝谈心,做了大量细致的思想工作,既不让患者知道病情,又让患者比较愉快地接受了放疗治疗,满足了患者家属的要求。

程玉峰专业技术精湛,在业界颇具权威,每天都有各地慕名而来的患者。2014 年,一名外地鼻咽癌患者辗转了多家医院,最后找到了程玉峰。"当时这名患者的状态很差,家属也被折腾得筋疲力尽。"程玉峰说。考虑到患者病情的复杂性和家人期待的心情,他们医疗小组(医师、物理师、技术员、模块工程师等)加班加点,从明确诊断到确定治疗方案,再到实施放射治疗,本来需要 1 周的时间,他们硬是用 3 天的时间就完成了。

其实,患者从门诊到病房的诊治过程看似简单,却是常人难以想象的复杂。这名鼻咽癌患者的治疗方案至少有八九个环节,中间需要医师、物理师、技术员、工程师、护士等至少 5 名专业工作人员参与。有时,所有工作场所都需要他到场。也难怪,患者经常说:"刚刚还看到程主任,这会儿又跑哪儿去了呢?"一天下来,同事们难得见他能喝上一杯水,中午医院职工餐厅里,最后一个去吃饭的人往往是他。

"一系列严谨的过程,为的就是保证放疗位置精确、放疗剂量精准,从而制定最佳放疗方案,让患者得到最佳治疗。"正是程玉峰的精益求精让这名患者得到了有效治疗。出院时,他们全家人都给程玉峰深深地鞠了一躬,并紧握着他的手不断表达谢意。春天时,这位患者给他写信说:"院子里的树又发芽了,坐在躺椅上看着它们,感觉真好!"

在他眼中,患者就是最好的老师

因为遇见的重症患者多了,所以平时自己和家人的一些小毛病也引不起重视。确切地说,是没有时间去想。有时家人来医院看病,也常常不找他。"他们知道我忙,都是看完病要走时才打声招呼。"程玉峰说。晚上很晚回到家,却忘了给正在病中的家人买回需要的药物。有一次,因为连续加班加点工作,他突发心前区疼痛,却坚持带着动态心电监护仪坚守夜班工作。可即使忙得忘记吃饭的时间,他也忘不了病房楼的热水器该修了,要不然患者就喝不上热水了。

程玉峰在 20 多年的职业生涯里,始终是一个不知疲倦的人。他终日辗转于门诊、病房、教室、讲坛、会场之间,承担着医疗、教学、科研、保健等纷繁复杂的任务。他具有丰富的临床经验,多次获得医院的疑难危重病例抢救成功奖、新技术奖,牵头组织编写了《山东省肿瘤科培训基地细则》《山东省肿瘤科住院医师规范化培训细则》;经常在全国放疗年会以及兄弟省市的年会上,应邀做专题报告;承担着国家"863"子课题、山东省科技攻关等课题,获得了山东省科技进步奖、山东省医学科技进步奖等多项奖项;培养博士研究生、硕士研究生、留学生研究生70余名。

在程玉峰的案头,摆放着各种医学文献、科研课题报告和需要修改的研究生论文。"台上三分钟,台下十年功",他说:"放射肿瘤学作为一门新兴学科,治疗方式和治疗理念更新很快,尤其是放射治疗的技术日新月异,需要不断地学习和创新来完善自己。"

"活到老,学到老,要从书本上学、向前辈学、向患者学,患者就是最好的老师。做医生要肯吃苦,耐得住寂寞。"在程玉峰看来,医生当怀仁者之心,为患者利益着想,对病人健康负责,将尊重患者生命放在职业伦理的首要位置,从内心深处理解患者的疾苦,关爱患者。"疲惫的时候,看看患者发给自己的问候短信,所有的劳累就都烟消云散了。"

范仲淹曾说:"不为良相,愿为良医。"古人尚且如此,我们更应与时俱进。程玉峰说:"既然选择了从医,就应该做百姓喜欢的好医生!"

【来源:2015年1月22日《中国医学论坛报》】

大医精诚　无私奉献

医生是一个高风险职业。2014 年,已经从医 30 余年的山东大学齐鲁医院重症医学科主任吴大玮教授坚持以患者利益为第一位,精确权衡利弊,勇于承担风险,以高尚的医德和精湛的医术书写了一段段感人的医患故事。

2001 年 4 月的一天傍晚,吴大玮教授接到妇产科的求助电话:一位术后 3 天的患者突然晕厥休克,随后心搏骤停。吴大玮教授经过仔细分析,判定患者为大面积肺动脉栓塞症。面对生命垂危的患者,经过反复权衡,吴大玮教授一改往日传统教科书式的做法,在获得患者家属的同意后,果断给予患者溶栓治疗。大约 1 小时后,患者转危为安,家属流下了激动的热泪。

多年前,吴大玮教授接诊了一个 5 岁的农村患儿,患儿因呛入支气管内一颗大茴香瓣,引起支气管阻塞、肺部感染,前往过多家医院求治均被告知须进行开胸手术,切除患侧肺叶。吴大玮教授考虑到手术对患儿损伤太大,会影响孩子的一生,便下决心通过支气管镜直接取出异物。经过两个多小时的艰难努力,终于成功地为患儿取出了支气管深部的异物,保住了患儿的肺叶。患儿父母激动地连声感谢,称赞他是妙手回春的好大夫。

临危受命　报效人民

2003 年年初,一场席卷全国的非典不期而至,给我国人民的健康和生命安全造成了极大威胁。吴大玮教授临危受命,担起了山东省防治非典专家委员会副主任委员的重任。他经常工作到深夜,为上级行政部门决策提供科学依据;随时接受省防控非典指挥部的委派,不辞辛劳地奔波于全省各地对疑难病例进行会诊。他多次接受媒体的采访,为稳定公众情绪和社会生活秩序做了大量的工作。他在繁忙之中撰写教材,在全省进行业务培训和学术讲座……超负荷的工作使吴大玮教授练就了一个习惯——只要坐上车,就能睡上一会儿。

二次"创业"　勇挑重担

2008 年 9 月,因工作需要,医院领导决定调吴大玮教授到重症医学科担任科主任工作。此时,吴大玮在呼吸领域已辛勤耕耘了 26 年,对工作已是驾轻就熟了,但他顾全大局、勇挑重担,开始了医学生涯的二次"创业"。

在他担任重症医学科科主任的 5 年多期间,整个团队在医疗救治水平、新技术应用、教学、科研、学术梯队建设等多个领域发生了日新月异的变化,各项工作在国家三级甲等医院评审中受到专家检查团的一致好评,多次获得奖励。学科建设取得了明显的进步,他所领导的重症医学科被评为山东省唯一的国家临床重点专科,带动了本省重症医学事业的蓬勃发展。

淡泊名利　虚怀若谷

由于长期在临床一线为人民群众的生命和健康不懈努力,吴大玮教授获得了许多表彰和荣誉:2003 年,吴大玮教授被评为全国卫生系统抗击非典先进个人,被山东省委、省政府荣记一等功,被山东省科学技术协会授予山东省优秀科技工作者荣誉称号。2008 年,当选为中华医学会呼吸病学分会专家会员,由中华医学会会长钟南山院士亲自授衔并颁发证书,成为山东省首位中华医学会呼吸病学分会专家会员。2011 年,荣获山东省"感动山东,健康卫士"三等功表彰。2012 年,荣获中华医学会呼吸病学分会"杰出贡献奖"。2013 年,被中国教科文卫体工会授予全国"医德标兵"。对于名利,吴大玮教授说:"作为科主任,我追求的最大名利是学科发展;作为医生,我追求的最大名利是患者对我的满意。"

【来源:2014 年 4 月 22 日中工网】

颈动脉中拿下"沉默杀手"

2014年1月,山东大学齐鲁医院神经外科成功为一例单侧颈动脉重度狭窄伴对侧颈动脉闭塞的患者实施了狭窄侧颈动脉内膜剥脱术(CEA)。这是医院神经外科开展CEA治疗颈动脉狭窄以来,成功实施的第2例同类患者手术。对侧颈动脉闭塞意味着,一旦存在斑块的颈动脉闭塞,脑前循环将无法获得充足供血,患者通常会发生严重的脑缺血卒中事件,由于颈动脉狭窄的发生悄无声息,所以被称为"沉默杀手"。

头痛头晕等症状应及早就医

这是一名59岁的男性患者,近6个月来患者饱受头痛头晕、肢体麻木无力的困扰。据家属介绍,患者在10年前亦有相似症状出现。患者在当地医院脑血管造影检查发现右侧颈动脉起始部重度狭窄,更可怕的是其左侧颈动脉闭塞了,患者面临脑梗死的巨大风险。面对这样的血管条件,当地医院有心无力。经过当地医院医生推荐,家属决定前往齐鲁医院寻求救治。听说齐鲁医院神经外科王东海副教授有开展此类手术的成功经验,这更坚定了患者治愈的信心。

王东海提醒,颈动脉狭窄易导致脑缺血卒中,脑卒中是中国老年人死亡的第一位原因。因此,若有头痛头晕、肢体麻木等症状定要及早就医,防微杜渐。

个性化诊疗有效降低 CEA 手术风险

对于这样的高危病例,术前的诊断、风险评估显得尤为重要。王东海倡导个性化诊疗。经过细致缜密的术前准备与评估,为防止术中及术后脑缺血事件的发生,在麻醉科和手术室同事的帮助下,术中进行了残端压力测定,结果提示颅内供血代偿严重不足,因此根据术前预案采取了术中动脉转流技术支持下的 CEA 手术,手术顺利实施。术后复查 CT 未见脑梗死、脑过度灌注及脑出血等相关并发症。患者术后自感精力充沛,肢体有力,彻底告别了折磨他半年之久的疾病。

王东海介绍,作为国家卫健委脑卒中筛查和防治基地,齐鲁医院神经内科脑血管病专业在脑缺血性卒中的防治方面走在了国内前列。相比支架治疗,CEA 技术不失为治疗颈动脉狭窄简单、有效、经济的方式,它可以有效改善脑组织血供,防止脑卒中的发生。

对有脑缺血症状的患者来说,缺血性脑卒中的年发生率可达 25%,此类高危患者更应该积极进行手术治疗。由于此类患者脑血供代偿差,脑组织对缺血的耐受性差,所以患者术中、术后容易出现脑梗死和脑出血等并发症,而术中转流及脑电生理监测技术可以大大降低这类并发症的出现。

预防颈动脉狭窄,"三高"人群更需健康好习惯

王东海提醒大家:高血压、高血糖和高血脂(简称"三高")是颈动脉狭窄的高危因素,而吸烟、肥胖、高龄以及不健康的生活习惯是颈动脉狭窄的常见成因。由于没有一种药物能够有效消除引起动脉狭窄的斑块,所以"三高"人群应该改变不良生活习惯,合理饮食,加强运动,定期进行有针对性的体检,如颈部血管超声检查等,对于有手术指征的病例及时进行有效的 CEA 手术,可以预防脑梗死的发生,远离"沉默杀手"。

【来源:2014 年 1 月 14 日《齐鲁晚报》】

"莲彤""莲荷"从此独立成长

　　2013年,来自菏泽曹县的一对胸腹连体女婴,在齐鲁医院顺利实施了分离手术,小姐妹俩从此"独立"成长。10月29日上午,这对与众不同的双胞胎出现在媒体镜头前,俩孩子还有了各自的名字,分别叫"莲彤"和"莲荷"。

　　2013年9月6日,在菏泽曹县堤头镇卫生院里,28岁的产妇宋丽剖宫产生下一对胸腹连体女婴。当天下午,孩子便转院来到山东大学齐鲁医院。经过45天的精心护理,10月21日,齐鲁医院小儿外科与普通外科、麻醉科、手术室、小儿内科相互配合,成功完成这对连体女婴的手术分离。10月29日,经过术后一周观察,两名分体后的婴儿病情稳定,体温正常,进食正常,精神不错,已经平稳度过围手术期。医生表示:"再观察几天,孩子就可以出院了。"

　　齐鲁医院小儿外科副主任王克来介绍,连体婴儿是一种复杂且罕见的畸形,患病率在1/100000～1/50000,多数在胚胎期就死亡了,能活着分娩的新生儿约为1/200000。根据连体婴儿是否均等,一般分为对称性连体婴儿和不对称性连体婴儿。在对称性连体婴儿中,又以胸腹部连体婴儿最多见,约占对称性连体婴儿的75%。连体婴儿是复杂罕见的畸形,分离手术复杂,技术要求高,手术经验少,术后存活率较低。至今全世界报道连体分离术100余例,成功率也是发生率最高的是腹部连体婴儿,死亡率最高的是头部"脑"连体婴儿、胸部"心脏"连体婴儿。

　　接受手术的这对双胞胎婴儿面部相对,均拥有完整的头颅、四肢、外生殖器及肛门。从胸部剑突到脐部,有8厘米×6厘米椭圆形胸腹相连。两名婴儿心肺功能良好,四肢运动及感觉功能良好。"入院后,在完善各项检查的同时,我们对两名患儿加强营养支持,连体婴体重从出生时的 4600 克增长到术前的 6700 克,身体情况具备了手术条件。"手术当天,医护人员对连体女婴麻醉成功后,按照事先设计的弧形皮瓣,从连体的一侧切开。"手术中,见两婴儿胸骨下端相连,腹腔相通,肝脏左叶相连面积 8 厘米×5 厘米,有各自的胆囊和第一肝门。"手术指导医生谭国华教授表示,"将共肝分离后,结扎断面主要的血管及胆管,然后修整胸骨下端及畸形的剑突,之后重新分布腹部皮肤,间断性缝合腹壁各层。手术十分成功,总出血量只有 20 毫升。"

这是齐鲁医院继 1984 年成功对一对连体男婴实施分离手术后,时隔 29 年再次成功进行的连体双胞胎分离手术。这台手术也是山东省第四例连体婴儿分离手术。

10 月 21 日当天,双胞胎女婴的父亲张鲁光表示,因为担心孩子安危,手术前一直没有给孩子起名。29 日上午,这对特殊的双胞胎终于确定了名字:老大叫"莲彤",老二叫"莲荷"。说起这名字,还有段故事。

在齐鲁医院小儿外科,有一名享受国务院津贴的资深教授谭国华。2013 年,谭国华大夫 71 岁,29 年前,他曾经成功为山东省第一例共肝胸腹连体婴儿实施分离手术。10 月 21 日手术当天,经验丰富的谭大夫作为特邀指导人,参与到这台手术中。手术成功后孩子家人十分感激谭大夫,28 日早晨请求谭大夫帮忙给孩子起个名字。

28 日上午,谭大夫经过一番琢磨后,初步将两名孩子的名字定为"连彤""连荷",29 日早晨,考虑到孩子是女孩,又进一步修改为"莲彤""莲荷"。谭大夫解释说:"因为孩子籍贯是牡丹之城菏泽,名字应该有'丹',而'彤'的含义与'丹'相似,且更好听一些,于是确定为'彤';而出生地济南的市花为荷花,起名为'荷'有纪念意义。"

【来源:2013 年 10 月 30 日《生活日报》】

七旬老太电台热线谢恩人

一名心脏外科医生,在救治重症心梗的高龄患者时,甘冒风险,凭着精湛的医术,在患者心脏不停跳的情况下成功完成了高难度心脏手术。急患者之所急,想患者之所想,在挽救患者的同时更赢得了尊重。

电台热线传来老人谢恩声

"我老伴心梗,心绞痛严重,在山东大学齐鲁医院做了搭桥手术,康复得很好,负责手术的毕教授技术好医德也好……"2013年,济南某电台知名热线栏目里传来了济南姜大妈动情的诉说和感激之声。

原来,2012年国庆节期间,姜大妈的老伴王大爷突发心脏病,姜大妈就和儿子赶紧送王大爷到齐鲁医院心血管内科就诊。经检查发现,王大爷患有严重的冠心病心绞痛,随时可能发生大面积心梗危及生命。医生要求王大爷立即住院。姜大妈这才意识到老伴的病很严重。

住院后经造影等检查发现,王大爷的情况已经无法接受内科支架治疗,只有搭桥手术才可能挽救生命。王大爷随即转入心血管外科病房,准备接受心脏搭桥手术,主刀医生是毕研文教授。一想到老伴要做心脏手术,姜大妈心里忐忑不安,她四处打听,都说搭桥手术的风险很大,这成了姜大妈的心病。

毕研文教授接诊后对王大爷的病情非常重视,为手术做了详细的评估和分析,确定了一套最安全有效的手术方案。不仅如此,毕教授还几次拒绝了家属的红包和送礼,这让姜大妈非常感动。

谈到这次手术,姜大妈说:"手术从早上8点一直持续到下午2点,老伴心脏上四根堵塞的血管都搭上了桥。手术结束后,毕教授耐心地给我们讲了手术情况,还给我们画图作讲解,并嘱咐好好保存以后复查时用。"

从 2012 年 11 月做完手术到现在,王大爷康复得很好,经常在户外活动,从没再犯心口疼,最近一次复查后,他服用的药物也减了量。王大爷现在没有任何不适。

在电台热线里,姜大妈十分感慨。她说:"有些人说现在医生这里不好那里不好,我看医生还是好人多。我们住院期间碰到的医生护士对病人都很好,所以我们想通过电台感谢齐鲁医院医护人员对我老伴的精心救治。"

高超医术治愈高龄心梗患者

听说患者王大爷一家通过电台感谢自己,山东大学齐鲁医院心血管外科毕研文教授连连摆手,说自己只是尽到职责而已,没什么特别的。

毕研文教授说:"王大爷患的是冠心病急性冠脉综合征,由于给心脏供血的血管多处发生严重堵塞,已发生小面积心梗,如果治疗不及时,随时会突发大面积心梗危及生命。"

当时考虑到患者年龄偏大,曾患过脑血栓、急性心梗,且有心绞痛、血管病变严重,已不适合做支架治疗等,他们为王大爷制定了周密的手术方案:尽快采用心脏不停跳不用体外循环情况下的冠脉搭桥术,尽量把四根堵塞的主要血管都搭上桥。相对于心跳完全停止的体外循环搭桥手术来说,心脏不停跳的手术对全身重要器官创伤更小,可避免许多手术并发症,患者恢复也快,但对手术操作者要求极高。"在一颗跳动的心脏上缝接铅笔芯那么细的血管不是一件易事,需要医生有良好的技术和丰富的经验。"

"适应证掌握好、治疗及时、治疗方法得当,是心脏外科手术成功的关键。心脏手术后病情变化快,术后观察治疗也不能忽视,需要认真、细心,避免术后并发症,直到患者康复出院医生才能松口气。"毕研文说,"作为医生应多为患者着想,为患者选择有效、安全、经济的治疗方法。对老年患者,要给予更多的精神鼓励和人文关怀,让患者充分信任医生,这样患者才能更好地配合医生完成治疗。"

【来源:2013 年 9 月 3 日《齐鲁晚报》】

治病犹如"打仗"

2013 年 6 月,史本康主任刚下手术台,工作服还未来得及换,洗了下手便讲了起来。

齐鲁医院泌尿外科稳健发展　微创技术成大趋势

山东大学齐鲁医院泌尿外科成立于 20 世纪 50 年代,多年来科室不断发展壮大,成为医院的重点科室,技术力量雄厚,拥有一批学术根底扎实、技术全面、临床经验丰富的专家教授,形成一支高水准的专业化医疗队伍。

近年来,泌尿外科既高质量地完成了全膀胱切除术、根治性前列腺癌切除术、根治性肾癌切除术、腹膜后巨大肿瘤摘除术、男科假体植入术、一次性双肾双输尿管结石取出术、复杂性肾损伤治疗术等复杂大手术,也高质量地完成了大量前列腺气化电切术、腹腔镜及后腹腔镜肾囊肿肾上腺切除术、术中纤维输尿管镜治疗术等微创手术。

随着微创外科的不断发展、成熟,各种腔道外科手术已逐步取代传统手术而成为治疗常见疾病的"金标准"术式。腔道外科手术因其损伤小、安全性高、术后恢复快而逐步被广大患者接受。泌尿外科在史本康主任的带领下,瞄准这一前沿领域,顺利开展了一系列腔道泌尿外科微创手术,如前列腺增生汽化电切术、膀胱肿瘤经尿道电切术、腺性膀胱炎经尿道电灼术、尿道狭窄疤痕经尿道切开加电切术等,将泌尿外科手术又提高到一个新水平。

山东大学齐鲁医院泌尿外科已形成了具有自身特色和学术风格的专业,在国内具有相当高的知名度,对国内、省内泌尿外科的发展做出了突出贡献。在泌尿系肿瘤、结石、男科学、前列腺疾病的基础和临床方面，山东大学齐鲁医院泌尿外科居全国先进水平，尤其是在微创泌尿外科、腔内泌尿外科、尿流动力学方面更是处于全国领先地位，奠定了科室在山东省泌尿外科领域里的学术领头地位。

三十年从医路　感慨治病犹如"打仗"

史本康主任祖籍威海乳山。小时候，身边有些人经历病痛，由于医疗条件有限，对于病情往往束手无策。那个时候史本康便暗下决心，将来学习医学，为患者减轻病痛，延缓生命。后来考入医校，学校到点就关灯，史本康便转移阵地，去路灯下或者保安室的窗户外面，借着灯光学习基础知识。那时需要学外语，对于没有外语基础的学生们而言，外语是个很头疼的科目，有条件的去买录音机反复练习，条件差的便买收音机。史本康每个月能拿17.5元的助学金，这笔钱是国家一级助学金，而对他来说这是一笔巨款，也为那时的史本康走进医学殿堂提供了扎实的物质基础。

从学医到现在，已经走过了30个年头，其间遇到了很多的困难和挫折。目前最急于解决的难题便是微创技术的开展。开展微创技术有三个方面的难题：一是医生和患者，对于新技术，大家持怀疑的态度，医生和患者双方都需要了解并信任微创技术；二是理论的跟进，如何在新技术的支持下保证手术的革新，需要理论的强大支持；三是设备的创新，新技术在新设备的支持下才能得到更大范围的推广和更好的运用。

对于泌尿生殖学科，很多人存在思维上的误区，出现问题之后自己将其断定为"性病"，便有了难言之隐，这使男性患者背上了很大的心理包袱。史本康主任认为，从医学角度来看，要正确对待个体病例，对患者进行正确知识的普及，对患者的情况持理解的态度，要与其进行良好的沟通，使其放下心理包袱，配合医生的治疗。

谈到治病时，史本康主任提出了一个特别有意思的说法。他认为治病就像"打仗"，要充分收集病情，理解患者，了解个体差异，正确对待个性和共性，发现发病的规律，更要有爱心和胆量。爱心是遇到难题时不能因为顾虑而退缩,胆量是遇到紧急情况时要胆大心细。医生不仅仅要有精湛的医术,还要有良好的医德,更要有开阔的思路。如此才能百炼成钢,在每一台手术中砥砺心志,成长为一名优秀的医生。

医生大多超负荷工作　属于技术型体力活

自然环境的污染、工作节奏快、压力大、饮食结构不合理,是诱发心脑血管疾病的重要因素,对前列腺的影响也是如此。现在前列腺疾病渐渐趋于低龄化。年轻的白领朋友在电脑前一坐就是一天,史本康主任强烈建议,在工作之中,而不是在工作之后,要经常休息,经常走动,多喝水,进行提肛练习,这对于促进肛门部位的血液循环有非常显著的效果。

随着经济的发展、社会的进步,人们在收入水平提高之后,对生命的质量有了新的要求,这也促使就诊量大幅提升。在这种情况下,医生大多都是超负荷工作。2012 年一年,史本康主任的手术台数是 700 多台,在没有周末双休和节假日的情况下,这个数字意味着史本康主任每天要做两台手术。爱人经常调侃他:"白天工作是条龙,晚上回家是条虫。"做医生,其实也是一个体力活,如果没有一个好的身体,一台时间略长的手术,根本做不下来。

在如此大的工作压力下,如何能保证良好的身体和精神状态? 史本康主任秉承三点:第一点,减少社交活动,这样会被很多亲朋好友埋怨,但是大家也理解;第二点,改变不良的生活习惯,注意饮食,经常进行体育锻炼;第三点,保证充足的睡眠。这也就明白了为什么史本康主任在爱人面前得到了"是条虫"的评价。

史本康主任治愈的患者一致认为,史大夫医术高超,但是应该保证休息,有了好的身体才能为更多的患者服务。在谈到退休之后的计划时,史本康主任说,音乐一直是自己的爱好,想学习弹钢琴,也想旅游,看看精彩的风光。大学时期经常打篮球,工作之后没那么多时间练习,退休之后要好好练习打篮球,也是对大学时光的致敬!

采访结束后,史本康主任边道歉边匆忙奔赴他的"战场"。

【来源:2013 年 6 月 28 日凤凰网】

让"哑巴"开口说话

杨仁中,一个在中国当代医学史上不能忽略的名字。20世纪50年代末,他的发明创造激发了中国人的民族自信心,让国际社会对新中国的科研事业刮目相看,被称为"中国人工喉之父"。

2013年4月28日下午,记者来到山东大学西校区(现趵突泉校区)的景兰斋,春日的阳光透过窗户,斑驳地洒落在这座年代久远的宿舍楼内。80岁的杨仁中精神矍铄、目光如炬,半个多世纪的科研工作使他看上去不同凡响。

将"死刑"病人救出地狱

中国人工喉科研小组(现语音康复基地)成立于1957年,就在景兰斋,总共40人的编制,后来就剩下杨仁中一个人。墙上贴的字条都是病人写的,他们后天因为种种原因丧失了语言功能,生不如死。甚至曾有人带着农药找上门来,表示如果自己不能重新说话,就立刻服毒自尽。

1973年冬天,一个流浪汉模样的年轻人闯入了杨仁中的视线,他一手挂着拐棍、提着小包,一手掏出包里的豆子、生大米往嘴里送,憋得喘不过气,连二楼都上不来,见到杨仁中就跪下了,张嘴比画着"救救我,救救我"。

小伙子名叫王云丰,原是河南省邓县桑庄公社桑庄大队的一名贫农社员,在农业学大寨的过程中,被打机井绞车杆打伤喉部,造成了喉狭窄病,患病初期还能正常喘气,后来愈发困难。王云丰先后到河南、上海、北京的大医院进行治疗,但每次手术后不久,被扩张的气管总会回缩,病情来回反复。

6次手术不仅没能根治,还给他的喉部造成了大面积的瘢痕,致使无法再做手术。北京的医生给他判了"死刑":"就算你上天也说不了话了。"只有20岁的王云丰不甘心,通过多方打听来到了济南。从那天起,我用"自调扩张器法"给他治病,同时每周给他6毛钱的生活费。几周后,他的病情逐渐稳定,气管扩开后不再回缩,于是杨仁中给他缝合了气管呼吸口,这样从外观上看,他的颈部就不再是一个洞。

王云丰又能像从前那样正常说话、顺畅呼吸了。他本身长得漂亮,如今摆脱了病痛的折磨,人又精神起来。杨仁中给他购买了回程车票,将自己家中所有的白面烙成饼,给他带着,把他送上了开往河南老家的火车。在火车上,小伙子遇见了一个正在忍饥挨饿的流浪姑娘,便拿出白面饼给她。一来二去,两人在火车上谈起了恋爱,姑娘跟他回到老家结了婚,还生了两个儿子。后来,小伙子写了一篇《上天记》抒发感慨:"有人宣布我上天也治不好的病,在您的治疗下治好了。社会主义是天堂,我的确上了天了。"

经杨仁中治疗过的病人有3000多例,来自世界100多个国家。在景兰斋,还有专门为外宾设置的病房。

为救人改变大学志愿

杨仁中出生在贫民家庭,家中姐弟八人,排行老二。新中国成立前,父母在美国人办的德明医院和瑞士人、德国人合资办的同善医院里做临时工,父亲是洗衣工,母亲是缝纫工。他们早上天不亮就去上班,晚上天黑了才回来,孩子们两头不见爹娘。在杨仁中记忆中,小时候总要搬家,1949年前总计搬家11次,住的都是贫民窟。吃不上饭是常事,如果肚子饿又没食物,就去榆树上捋叶子吃,去河里捧水喝。

"新中国成立前,父母卖血供我读书。新中国成立后,我被免费送到济宁一中。"那会儿,杨仁中对物理、生物、化学兴趣浓厚,课余时间担任学校米丘林小组的组长,还曾获得全省少年科技发明家的称号。上学期间培养起来的动手动脑能力,对之后的科研工作有一定影响和启示,认识一个事物要从实践开始。

学习微观世界时,学校没有显微镜,微观世界的东西看不到,杨仁中就根据书本上零零散散的知识,自己动手烧制。校长郑又樵十分惊喜,组织全校师生排队看。当时,杨仁中成天幻想着上天、奔月,教堂里有一位专门研究天文的德国牧师,离开时丢下一台已经坏掉的天文望远镜,杨仁中如获至宝,动手把它修复了,用它观看月食。至今,这台望远镜还陈列在济宁一中的展览室里。当时杨仁中还喜欢做 DNA 试验,经常制作飞机、坦克等物理模型。高考前,杨仁中的大学志愿是军事类专业,并且杨仁中可直接被保送到哈尔滨工业大学,但家人对此极力反对,他们说:"杀人不如救人好。"

有时杨仁中提起这事就想掉泪,不愿意跟别人谈这些。他的一个小弟弟,患有急性喉炎,有天晚上喉炎发作,家人急忙将其送到同善医院,医生说只有切开喉部才能活命。当时手术室里没有电灯,只有汽灯,就在护士向底座的油壶里打气的过程中,杨仁中眼睁睁地看着弟弟从床头挣扎到床尾,最后活生生给憋死了,那年他才 4 岁。杨仁中的祖母是个"喜来乐"式的民间大夫,擅长给人看嗓子,听说祖母的祖先还进宫给病人看过嗓子,但祖母也没能治好弟弟的病。

毛主席身边观礼　周总理家中做客

1953 年秋,杨仁中考入山东医学院。因为各门功课满分,1955 年被山东省推选为全国优秀学生代表,进京参加中华第十六届学生代表大会。会后,100 多名学生代表到中南海怀仁堂前的草坪上接受周总理接见。学生们如潮水般涌向周总理,杨仁中怀着激动的心情快速钻到队伍前面,第一个握到了周总理的手。周总理的亲切问话至今犹在耳畔:"你是哪里的?""我是山东医学院的。""那是原来的齐鲁大学。怎么样? 你来几天了?"……轮到下一位同学时,杨仁中迅速跑到队尾,等待与周总理再次握手,没想到握手时周总理竟认出了他:"山东医学院的杨仁中!"然后,抓着他的手左右摇:"你这个小家伙!"

在北大医院实习期间,每逢周末空闲,一些成绩拔尖的学生就会被邀请到周总理家的西花厅玩,周总理尤其喜欢杨仁中,平时在西花厅前举办露天舞会,也一定会邀请杨仁中。

从 1955 年至 1975 年,杨仁中受到过毛主席、周总理的多次接见,3 次登上天安门城楼参加国庆观礼。直到现在,杨仁中依然保存着在北京为毛主席治疗时使用过的一些器材。"你看这张毛主席站在天安门城楼中心区检阅时的照片,他右手边第一个人就是我。"他老人家往前移步时,杨仁中不由自主地走上前架住他,主席立马就笑了,点头说:"谢谢,谢谢。"

"谁也不能代替中国创造"

中国人工喉刚刚问世的时候,很多专家不屑于这项发明,他们说外国 100 年前就有,这不算新创造。千年前的《梦溪笔谈》记载了一种为"叫子"的工具,可以让半路哑人说话。现在中国有了自己的人工喉,而且比外国的发音清晰,还能使病人闻到气味,这就是具有中国特色的发明创造。1977 年,中国人工喉在世界脱颖而出,获得了"国际金质奖"。随着技术的更新换代,中国人工喉已经发展到第十一型,依然没有被超越。不过尽管如此,杨仁中自己把它否定了,病人戴着不方便也不好看,始终不如自体发音好,这才有了后来的食管发音法和胃代食管发音法。胃代食管发音法发明后,瑞典著名的语音康复专家完全不相信,还为此专程飞来一辨真假。当时康复中心的工作人员跟她开了个小玩笑,他们让病人遮住术后伤口,伪装成"正常人"与裴蔡儿交流,整个过程,裴蔡儿丝毫未察觉出任何不同。她对胃代食管发音法心服口服,临走前还邀请杨仁中去瑞典。

如今世界上很多国家在运用胃代食管发音法和食管发音法,每个国家各有一套练习方法,训练而成大约需要半年,成功率只有 30%。但是在中国,只需要两三个月,成功率高达 90%。所以仅靠自体练习还不够,还得配合药物,这也是中国特色。谁也不能代替中国创造。

【来源:2013 年 5 月 21 日《济南时报》】

急诊科里没胖人，他们都在和死神赛跑

生死之间，争分夺秒！这里，不是战地医院，但每一秒钟都可能决定患者的生死；这里，医生和护士大都穿着运动鞋，因为一天里多半工作时间都是站着，穿梭在患者之间；这里，不能有丝毫疏忽，因为患者罹患重症之时，医者仁心，不能留下无法弥补的遗憾。

急诊医生被称为"和死神面对面的人"，是医界的特种兵。一起走近急诊医护人员，"零距离"接触与死神赛跑的这群人，感受他们的酸甜苦辣、他们的期望和理想。

"先救命后治病，急诊医生都是在刀尖上行走"

突发疾病，生命垂危，患者第一时间被送到的地方，就是医院的急诊室。

2012 年 2 月 21 日上午，山东大学齐鲁医院急诊室里一片忙碌，一眼望去，走廊上摆满了临时添加的床位，抢救室里 10 多张床位上都有患者在接受治疗，旁边就放着心电监护仪。"实在没办法，病人太多了。"急诊科副主任吕瑞娟说，齐鲁医院急诊科年接诊量达到了 10 万余人次，居全省之首，平均每天的患者在 200 多人次。

"和普通的门诊医生不同，急诊科医生的心脏必须更加强壮。"吕瑞娟说。每一天，急诊医护人员都是在刀尖上行走，快速判断病情，快速抢救，每个急诊医生都有一条黄金准则，就是"先救命，后治病"。患者到急诊，很多都是重症，延误一秒钟，危险就加剧一分。

在急诊室的短短 1 个小时，不停有患者被推进来，一名 70 多岁的老人因尿毒症发作晕厥,被"120"救护车送到急诊室后,三名医生立即对其展开急救,呼吸机以及心电监护仪马上就位。"我们医院急诊科包括各专业独立诊室(内科、外科、妇产科、口腔科、耳鼻咽喉科、眼科、皮肤科等),现在有 50 多名医生,大都是博士学历,还有 90 多名护士,即使这样,人手也不够用。一年365 天,节假日也难以休息,时刻在紧张的轮转之中。"吕瑞娟说。

急诊的理念是"先救命,后治病"。患者来了,先采取措施稳定患者的生命体征,然后再对症治疗。"但是有些家属对这种急诊的特殊做法不理解,有时阻碍治疗,或者对我们的治疗方式提出质疑。"吕瑞娟说,患者多的时候,医生会根据患者病情的轻重缓急进行处理,有时并不是按照先来后到的顺序,这时就会有患者家属不谅解,就会出现矛盾。

急诊科没有胖人,他们都在小跑着工作

在山东大学齐鲁医院抢救急诊室里,不停穿梭在各个病床之间,打针、护理、监测、拿药、回答患者和家属疑问、安抚患者和家属情绪,一溜小跑着的一个个绿色身影就是急诊室的护士。

她们平均年龄在二十五六岁,"别看她们年纪轻,治病救人的经验多着呢,'实战'能力强,每个人拉出来都能赶上个全科大夫",护士长姜玫说起急诊科的护士们时一脸自豪。

姜玫,齐鲁医院急诊科护士长,有 20 年的急诊工作经验。说起自己做急诊科护士的缘由,姜玫说:"当时自己又黑又结实,领导开玩笑说,这姑娘能吃苦,分到急诊吧。"于是一干就是 20 年。

来了急诊才知道,领导不是开玩笑,干急诊,不仅技术要过硬,还必须有过硬的体格和坚强的意志力。姜玫说:"你看我们急诊科的护士们,就没有胖的,天天小跑着工作,护理、搬挪都是体力活。"

11:20,刚在值班台前坐下的姜玫忽然站起来,"来病人了,大家做好准备",听见姜玫的话,一名护士已经冲出了急诊室,指挥着将患者从救护车抬入病房,另一名护士赶忙准备检测仪,还有一名护士准备输液的用品。

由于长时间站着工作,这里的医生和护士大多穿的是运动鞋。"我们这

里的姑娘忙得都没有时间谈恋爱,大部分都还单身呢。"姜玫说。

急诊医生 24 小时值班,随时待命

急诊科护士的工作压力大,作为医生的李勇也不轻松。

从 21 日早上 8 点到下午 4 点,来的患者都属于李勇所在的内科。"午饭啥时候吃的?""没注意,得空了就吃一口。"李勇说在急诊工作,护士和医生正点吃不上饭的情况很普遍,并且大家都练就了快速吃饭的本领,在家里吃饭速度都减不下来。"我们作为医生能不知道细嚼慢咽的好处吗,平时工作都习惯了,慢不下来,也不敢慢。"

"爱穿运动鞋啊?"李勇低头看看自己的鞋,然后抬起脚看着他的鞋底说,"软的,穿着舒服。"李勇介绍,他们一工作就是 24 小时,一多半的时间是站着的,并且需要不断往返于抢救室和办公室之间,如果天天穿皮鞋,脚就太难受了。

急诊科被同行们公认为承受患者打骂最多、风险最高、压力最大的科室。

选择做急诊大夫后悔吗?李勇开玩笑说:"我不下地狱谁下地狱。"随后他笑笑说,自己不觉得这份工作有多累,相反他觉得特别有意义。他回忆在工作的四年中,已经记不清有多少患者在自己和同事手下转危为安了,"很享受那种成就感"。

晚上 11 点,夜色正浓,但是急诊室灯火通明。突然来了一位酒精过敏的患者,李勇赶紧联系同事处理。随后,他还得照看自己的患者。尽管眼中已经充满了血丝,但是他仍然在忙碌着,随时关注患者的情况。

隔窗相望的年夜饭,忙碌早已是一种常态

贾存辉是一名急诊内科医生,2015 年的除夕夜,他正表情凝重地看着电脑上的一张 CT 片,刚刚收治的这位患者,病情不容乐观。"这名患者是主动脉夹层动脉瘤破裂,是非常凶险的病症,其死亡率往往比心梗、脑梗等疾病

更高。"贾医生指着片子说,"从这名患者的片子中能非常明显地看出他主动脉的撕裂情况,非常严重。患者才48岁,我们已经将他安排进重症监护室了。"这仅是今天急诊收治的急重症患者之一,贾医生介绍,还有一名孕妇胎死宫内,幸亏今晚及时做了处理,一旦拖延,很容易出现弥散性血管内凝血,危及生命。

在神经内科忙碌工作的叶翔医生刚给患者开好处方,难得有一两分钟空闲。"春节期间,由于忙碌、应酬、天冷与不注意休息等,脑梗死、脑出血的发病率极高。"叶医生说,"脑梗死发病特别快,抢救时间显得尤为宝贵。"最让叶医生高兴的是,一名48岁的女性脑出血患者,经过抢救治疗,已经于下午出院回家过年了。对于医生来说,看到患者收拾好东西,高高兴兴地回家过年,就像自己能回家过年一样开心,这是一种常人无法体会的感受。当问起叶医生不能回家吃年夜饭会不会感到遗憾时,叶医生微笑着说:"早就习惯了,选择了医生这个职业,注定要以救死扶伤为天职。我爱人是本院的妇产科大夫,今天她也在医院值班。"叶医生说得轻描淡写,但是他与妻子的工作却一点都不轻松,因为同样处于繁忙的科室,他们今晚的年夜饭也没能在一起吃。"没时间一起吃,因为我们都不可能走得开,这里需要人,她那里也一样。"叶医生说。窗外鞭炮声不断,相隔不远的两栋楼上,叶医生却只能与自己的妻子隔窗相望,默默祝福。他们虽然没能一起吃年夜饭,但却让很多家庭有了阖家团圆的机会。

一个电话随时到,包子是最佳工作餐

2016年的一个早上,急诊外科副主任李鹏宇在清晨6点半就上台做手术了。"今天凌晨4点多来了个胃穿孔的急症患者,必须马上手术。作为科室副主任,李主任需要24小时听班,科室只要需要他,一个电话就得马上赶过来。"李鹏宇的同事说。早上10点,李鹏宇刚刚下手术台,神情有些疲惫,早饭还没吃,不过他说:"饿习惯了,早饭午饭一起吃是常有的事。像这样突然有急症手术的事,多的是。多的时候一天四五台手术,最长的手术则一站就是十几个小时。"

顾不得多说,李鹏宇开始带领同事查房,如果不是有突发状况,查房的时间应该是早上8点半到9点。刚查完房,就有门诊值班医生打来电话叫他去会诊,这样的会诊短则十几分钟,长则一个多小时。所以,有时连午饭都来不及吃。"我们医院这点挺好,华美楼地下一层就是食堂,看病时间太紧了,只能插空去食堂吃点。食堂卖得最好的就是包子,简便快捷。"李鹏宇笑言。

李鹏宇坦言:"做医生需要高度的责任心。我们很多同事只为负责的一个重病号,可以两天不回家,因为怕病人随时出现危险。每次下了手术台,也不敢赶快换下手术服,因为随时可能再上台……医生希望自己的付出能换来患者的尊重。"

简单吃了点午饭,正想在休息室休息一下,下午1点多门诊的一个会诊电话又把李鹏宇叫走了。这次是一名肠系膜静脉血栓合并肠坏死的患者,需要紧急手术。做好术前准备,下午3点多,李鹏宇再次站上了手术台。这次一站就站到了晚上7点多。华灯初上,他结束了一天的工作。这样一算,他一天工作了近14个小时。

急诊打通生命绿色通道　打造顶级急诊胸痛中心

山东是中国人口大省,急诊急救任务十分繁重。在众多急危重症之中,胸痛是一种常见类型,病因繁多,严重性不一,及时正确地进行诊断,有着非常重要的临床意义。

齐鲁医院急诊心血管内科医生徐峰说:"急诊医生最怕的是急性心肌梗死,如果不及时抢救,很可能有生命危险。"

以往,急诊科经常被人们称为"分诊科""中转站""垃圾箱",急诊医生是"万金油"。之所以如此称呼,是因为专科同行往往认为急诊科医生什么都治,而什么都不精,治不好还是得转到其他科室。

"这是不正确的观念。相比其他学科,急诊学科的发展有点缓慢,但近年在国家层面,越来越重视急诊,毕竟这直接关系到患者的生命安危。"徐峰说,"我们一直致力于四个方向:急性胸痛和心肺脑复苏、危重症、急诊创伤、急性中毒。"

在山东省内，齐鲁医院 2000 年成功申报山东省急诊医学硕士点，2007 年又实现了山东省急诊医学博士点零的突破。目前已经培养博士生 10 余人、硕士生 40 余人。

针对急诊重症患者，齐鲁医院于 2002 年 10 月在山东省率先成立胸痛中心，并在全省开通"急性胸痛 24 小时咨询热线"。齐鲁医院胸痛中心设置在急诊科，由中国工程院院士、著名心血管病专家张运教授担任顾问，齐鲁医院副院长、急诊科主任、山东大学急危重症医学研究所所长陈玉国教授担任中心主任。

"急性主动脉夹层是胸痛中常见且严重的类型，如不及时诊断和处理，48 小时内病死率高达 50％。非心源性胸痛中常见且严重的类型为肺血栓栓塞症，具有发病急、变化快、死亡率高的特点。"徐峰说，"我们在急诊科设立绿色通道，一旦怀疑接诊病人是相应疾病，立即进入通道，在几分钟之内就能完成心电图检查。"

"一旦确定需要进行手术，24 小时待命的医疗小组成员会立即赶到现场。"徐峰说，"我们为急性心肌梗死患者设立绿色通道，介入医生 24 小时轮流值班，导管室 24 小时全天候开放，随时应诊急性心肌梗死患者。今年春节 7 天，齐鲁医院急诊科共做了十几例急性心肌梗死手术。"

徐峰介绍，通过设立胸痛中心，在急诊科设立绿色通道，这样既保证了急性胸痛患者在到达医院后能得到早期评估、危险分层、正确分流与合理救治，又避免了高危患者的漏诊，同时也降低了低危患者住院检查治疗的费用。

【来源：2012 年 2 月 23 日、2016 年 6 月 26 日《济南时报》，2015 年 2 月 26 日《人口健康报》】

青岛 2 岁女孩吃花生卡进气管
医院紧急施救护佑平安

　　2011 年 8 月 8 日下午,在青岛开往济南的 D6018 次动车上,载着一个 2 岁多急需就医的女孩芮芮。孩子在家吃花生时不慎将花生卡进气管,后花生又进入了肺部,他们决定到济南就医。他们一家人一下火车,就被早已等候在火车站的警车顺利送到山东大学齐鲁医院。

花生卡在气管进了肺

　　"前天(8 月 6 日)中午,我们一边吃饭,一边看娱乐节目,我给芮芮剥了一颗煮熟的花生,填到她嘴里。电视上有个人在跳舞,芮芮就模仿跟着跳,结果嘴里还没咽下去的花生被卡进了气管。"芮芮的妈妈,家住青岛郊区的孙女士回忆说,"芮芮被花生卡住后,不断咳嗽,最后呛得哭了起来。"芮芮的奶奶和妈妈赶紧把她抱着倒过来,头朝下,用手拍她的后背,拍了一会总算好点了。

　　不过,芮芮还是指着自己的喉咙说:"难受、难受⋯⋯"妈妈就给她做按摩,以为很快就没事了。在芮芮奶奶的强烈要求下,当天下午孙女士带着孩子到了青岛的一家医院,做了一个影像检查。检查结果出来后,医生建议做进一步检查。由于孩子太小,又不配合,孙女士也没有再做进一步的检查。

　　但芮芮的咳嗽症状越来越厉害了,8 日上午,孙女士又带着孩子来到了青岛的另一家医院,医院给孩子做了 CT 检查,发现肺部有异物,而且还是两部分,有一部分位置比较深,需要做手术取出来。全家人商量了一下,决定来济南的大医院治疗。当天下午,孙女士一家就坐上了由青岛开往济南的 D6018 次动车。

警车送医,及时施救

由于 D6018 次动车到达济南的时间是 18:56,孙女士担心会因为堵车耽误时间,所以在车上就给济南警方打了电话,希望提供帮助。济南市交警支队天桥区大队接到电话后立即派出一辆警车,在火车站等候着孙女士一家。动车到站后,孙女士一家坐上警车,赶往医院。

8 日晚上 7 点多,芮芮一家赶到了齐鲁医院,2 岁多的芮芮不停地哭,眼睛都哭肿了。

主治医生介绍说,芮芮来得还不算太晚,虽然异物已经进入了肺里,但还没有引起炎症,如果来得再晚点引起炎症,那就有很大的危险了。芮芮的爸爸卢先生悔恨地说:"当初不应该不当回事,应该早去医院治疗。"他也提醒像他一样的"80 后"家长:"孩子有了毛病千万别不懂装懂,一定要及时去医院。"

手术成功,感谢济南人

由于芮芮很难受,当晚医院就进行了手术。9 日上午,芮芮妈妈孙女士介绍:"手术很顺利,晚上 9 点多出的手术室,医生说从肺里取出了两部分破碎的花生,如果芮芮恢复得快的话,明天就能出院回家了。从火车站到齐鲁医院只用了 10 多分钟,路上和进医院的过程中有很多好心济南市民帮助我们,我们全家都非常感谢济南交警和济南市民。"

【来源:2011 年 8 月 10 日《生活日报》】

2 厘米小切口　摘掉 8 斤囊肿

　　如花美眷,遭遇巨型囊肿,在健康和美观中间如何抉择? 囊肿必须切除,但是可怕的手术疤痕将成为一生的阴影。2010 年 5 月,山东大学齐鲁医院普通外科成功为一名患者实施了悬吊式经脐单孔腹腔镜手术,不着痕迹地切除了罕见巨型囊肿,让健康不再留有缺憾。

22 岁少女遭遇巨型囊肿

　　本是如花般绽放的年纪,但是 22 岁的菲菲却背负着难以启齿的烦恼:本来瘦小苗条的身材,不知不觉间腰围却越来越粗,慢慢竟变成了"水桶腰"。一向爱美的菲菲十分着急,又是吃减肥药,又是健身,总想着把腰围减下去,可无论她怎么努力,腰却怎么也瘦不下来,还有愈演愈烈的趋势。眼看着镜子里的自己腰围变粗,肚子变大,身材走样,菲菲苦恼不已。"想想自己才这么年轻身体就发福了,以后怎么嫁人啊!"菲菲一直以为是自己到了发福的年龄,身体开始走样了,时不时还感叹自己变老了。

　　然而,不久后单位组织的一次体检,揭开了菲菲"身材变形"的真正谜底,通过 B 超检查,医生在菲菲的腹腔里发现了一个巨大的囊肿。而囊肿位于腹腔,体现在身体上就是腰围变粗,肚子凸起。随后菲菲住进了山东大学齐鲁医院普通外科。

　　经详细检查发现,菲菲腹腔内的囊肿约有 30 厘米×15 厘米,体积之大十分罕见。由于囊肿体积过大,加之患者身体没有任何不适,所以医生无法确定囊肿的来源。普通外科胡三元教授认为:"对于年轻女性来说,如此巨大的腹腔囊肿有可能来源于肠系膜、腹膜后组织等部位,但也不能排除来源于卵巢。"经过妇产科会诊亦不能明确其具体来源后,胡三元教授决定为菲菲进行手术。

然而,一个关于健康和美观如何选择的问题摆在了齐鲁医院普通外科专家们的面前。因为常规的开刀手术必然要在患者腹部留下明显的手术疤痕,更何况是这么罕见的巨型囊肿,所以手术后疤痕会非常大。这对于一个22岁的未婚女性来说,无疑是一个巨大的打击,无论在心理上还是身体上都会对她造成永久的创伤。而且由于发现较晚,囊肿体积已经非常大,所以必须尽快切除。在一个22岁的女孩腹部留下一条深深的疤痕,似乎已经不可避免。

腹腔镜手术摘除巨型囊肿

经过综合慎重考虑,胡三元教授决定采用经脐单孔腹腔镜手术为菲菲除掉腹腔内的巨型囊肿。这一手术是目前最先进的微创、美容手术,只需在患者身体上开一个小切口,即可完成手术,能够不留疤痕地达到切除囊肿的目的。但由于菲菲体内囊肿体积巨大,手术难度比较大,对医生技术要求也很高,因此胡三元教授决定亲自为菲菲手术。

5月6日,经过周密详细的准备之后,胡三元教授为菲菲进行了经脐单孔腹腔镜手术。通过在患者脐孔上方2厘米的切口将精密的切除器械放入患者体内,胡三元教授首先对囊肿进行了刺破减压,吸出囊肿内液体4200毫升,按照预定的手术方案,囊肿变小后即可进行切除。但是,在手术中胡三元教授发现,患者的囊肿虽然来源于右侧卵巢,但却同时存在于左侧卵巢。这是手术前没有预想到的,胡三元教授紧急请妇产科张爱荣教授会诊,会诊结果为黏液性囊腺瘤,应该进行双侧囊腺瘤剥除手术。随后,胡三元教授在患者脐部单一切口下用腹腔镜成功剥除了双侧卵巢囊肿。最终手术顺利完成,耗时近4个小时。

新技术让花季少女不留缺憾

由于是微创手术,菲菲恢复得非常快。术后第一天就可以进食流质食物并下床活动了,第二天就恢复了正常饮食,腰围和肚子明显减小,体重也由术前的 52 公斤下降到了 48 公斤,更让菲菲高兴的是,腹部居然没有留下难看的手术疤痕。即便是手术时切开的那个 2 厘米切口,由于是顺着皮肤纹理切开的,如果不留意也根本看不出来。胡三元教授在成功挑战医学技术高峰的同时,也为菲菲保留了心理和身体的完整。

据介绍,腹腔镜手术具有微创、恢复快、美观等优势,尤其是术后看不到疤痕的特点在保证患者恢复健康的同时,还保证了患者的心理和生活不受影响。特别是经脐单孔腹腔镜手术具有的种种优点,将使得该手术的应用范围越来越广泛。

【来源:2010 年 5 月 26 日《生活日报》】

"东方美女病"纠缠美女8年，
专家妙手放置支架解顽疾

2010年，滨州的李女士被一种听起来十分迷人的疾病——"东方美女病"纠缠了8年之久，这种病名字虽然好听，可病情却十分凶险，严重了还会危及生命，好在山东大学齐鲁医院脑血管病科的专家妙手施医，为其成功放置了支架，解除了折磨她多年的病。

"东方美女病"到底是什么病？

2010年4月21日上午，齐鲁医院病房35岁的李女士看上去面色红润、皮肤白皙，确实是美女，丝毫看不出大病初愈的样子。当李女士得知自己得的病被称为"东方美女病"时，有些不好意思地说："宁愿长得丑点，也不愿意得这个病。"

坐在一边的丈夫孙伟健是个憨厚的北方汉子，身材魁梧，淳朴实在。说起妻子的病，他一下子忧郁了很多。原来，这个被称为"东方美女病"的罕见疾病已经纠缠他们两口子8年了。从2003年开始，当时不到30岁的李女士就出现了上肢无力的症状，洗衣服做饭都觉得没劲，之后症状不断加重，视力开始模糊，并出现头晕症状。李女士赶紧到当地医院做了检查，结果被诊断为"多发性大动脉炎"，也就是"东方美女病"。

据脑血管病介入专家、齐鲁医院脑血管病科吴伟副教授介绍，多发性大动脉炎是一种多发在主动脉及其重要分支的慢性非特异性炎症，会导致动脉血管狭窄甚至闭塞，还会继发形成血栓。由于该病患者多为年轻女性，而且东方人发病率较高，欧美较为少见，于是医学界把这种病戏称为"东方美女病"。该病的典型症状就是上肢无力、头晕、视物模糊,有时甚至瘫倒、昏厥,严重的还会危及生命。

8 年不懈求医 症状不减反增

自从被这个"东方美女病"缠上后,夫妻二人的日子仿佛一下子掉进了万丈深渊,不断加重的病情就像个无底洞,永远也填不满。

"这么多年,我们从来没间断过治疗。"丈夫孙伟健说。尽管两个人原来工作的厂子破产了,工资发不出来,医药费报不了,但他始终抱着一个信念,就是要让妻子回到以前的样子,过上正常人的生活。

"只要有恒心,什么困难都能过去。"正是抱着如此坚定的信念,夫妻二人 8 年间不知道住过多少次院、吃过多少种药、看过多少位医生,只要听说哪里有能治这种病的,就会尽快赶过去看看。为了给妻子看病,孙伟健苦心经营的小买卖不干了,将儿子放在老人那里顾不上管,医药费也是借了还,还了借,前前后后花了 20 多万元。妻子双手没劲,洗衣服、做饭、照顾孩子这些活也都落到了丈夫头上。"这些年就当'家庭妇男'了。"孙伟健腼腆地说。

然而,夫妻二人的努力并没有换来病情的好转。2010 年春节前,李女士症状再次加重,出现了头晕、视力急剧下降等症状。眼看妻子备受折磨,孙伟健心疼不已。"必须接受更高水平的治疗。"夫妻二人再次踏上求医之路。

一枚小支架消除罕见病症

3 月 23 日,经过多方打听,孙伟健带着病情加重的妻子住进了齐鲁医院脑血管病科,慕名找到了专家吴伟副教授。

"我们通过造影诊断,发现病人血管病情十分严重。"吴伟副教授介绍,"正常人大脑共有 4 根动脉供血,而李女士的 4 根动脉有 3 根已经闭塞,完全失去供血功能,仅剩的 1 根右侧椎动脉开口处也严重狭窄,狭窄度超过了90%,供血功能严重不足。她的脑供血功能不及常人的 1/10,属于非常罕见、非常严重的大动脉炎。如果不及时治疗,仅剩的这根动脉也可能会完全闭合,危及病人生命。"

了解完病情后,吴伟迅速向科主任王翠兰教授做了汇报,在王翠兰主任的支持下,经过对李女士病情的充分研究讨论,吴伟认为李女士的病情具备介入手术条件,可以通过放置支架保住未闭合的这根动脉并增强其供血功能,从而缓解患者症状。

在经过一段时间药物治疗,患者病情逐步稳定后,吴伟副教授于 4 月 13 日成功为李女士实施了支架置入术,将一枚 6～8 毫米×40 毫米的颈支架放入动脉狭窄处,保证了这条动脉的正常供血。

"还没下手术台,我就感觉好了很多,头不那么晕了,看东西也清楚了。"李女士在第一时间就感受到了小小支架的厉害。

经过一段时间的调整和恢复,现在的李女士已经完全没有了生病的样子,说起话来精神百倍,对生活、对未来又有了信心,又有了希望。

"现在就想快点出院,儿子还在家等着呢!"看到她神采飞扬的样子,不难想象过去的这些年里"东方美女病"给她造成了多大的影响。衷心地希望更多患者能够及时得到有效治疗,不再受这个"美丽"疾病的折磨!

【来源:2010 年 4 月 28 日《生活日报》】

与死神抗争　创生命奇迹

医生妙手回春，成功救治垂危女童

2009 年 5 月，已经昏迷五天，辗转多家医院，没有心跳，停止呼吸……就是这样一个在医学上被诊断为"失去生命体征"，几乎要放弃治疗的六岁女孩，在一群不言放弃、坚持到底的医护人员的执着努力下，竟然奇迹般地恢复了过来，获得了重生。不久之后，这个聪明伶俐、活泼可爱的小女孩再次弹起了钢琴，唱起了欢快的儿歌……

"大恩亦言谢！

杨主任等专家大夫们，

我们替小雨在此跪谢了！

——小雨亲友团"

一个漂亮的花篮摆在山东大学齐鲁医院儿童医疗中心重症监护科杨杰主任的办公桌上，花篮中间红色的心形卡片上工整地写着这样几行话。

这是该科 10 号病床小雨的父亲王朋（化名）特意送给杨杰主任和科里所有医护人员的。话语虽然朴实，但字里行间却都是王朋一家人对医护人员深深的感激之情。杨杰主任将这张心形卡片仔细地压在了办公桌的玻璃下面。"这是患者对我们的肯定，也是对我们的鼓励，我们会时刻铭记。"杨主任说。

"孩子的第二次生命是杨主任他们给的，对他们的感激我根本无法用语言来表达，只有把这份恩情深深记在心里。"看着女儿一天天好起来，王朋难掩心中的喜悦和对杨主任的感激之情。

然而谁又能知道，就是现在病房里这个能吃能喝能走路、能说能笑能算数的小女孩，在一周前还处于死亡的边缘。

一场突如其来的大病

王朋是山东诸城人，在一家公司做销售，平时工作非常忙，很少有时间和老婆孩子在一起。女儿发病时，王朋正忙得不可开交。

"大约十几天前孩子开始发烧，我们以为是普通感冒，就给她吃药打针。"王朋的妻子说，治疗了几天后，孩子的烧一直没退，病情也更加严重了，有时候一天吐七八次。当地医院的大夫见情况不妙，建议他们到济南大医院治疗。

一听情况紧急，王朋和妻子也顾不上工作繁忙，赶紧带孩子来到了济南一家省级医院。经过一番检查，医生认为孩子得了脑炎，但也不排除其他传染性疾病的可能，而此时孩子的病情进一步加重，已经昏迷过去。

为了尽快查明病情，及时治疗，焦急的王朋夫妇又带着孩子来到另一家专业医院，在这里孩子被确诊为严重的病毒性脑炎。医生告诉他们，这种脑炎致死率和致残率非常高，让他们做好心理准备。这一消息犹如晴天霹雳，令夫妇二人顿时感觉天塌了下来，完全不知所措。

之后两天，医生多次会诊治疗，可小雨的病情丝毫不见好转，反而越来越重，已经处于深度昏迷状态。其间还出现抽风症状，紧咬的牙齿把舌头都咬破了。情急之下，王朋把自己的手指伸到孩子嘴里让她咬。钻心的疼痛王朋全然不觉，此时他心里惦记的只有女儿的安危。

一次与死神的角逐

看到在这里治疗已经无望，王朋夫妇决定最后一搏。5月17日下午，他们把孩子送到了山东大学齐鲁医院儿童医疗中心。而这一天正是小雨六周岁的生日。

小雨来到齐鲁医院时仍处于深度昏迷状态,心跳和呼吸都已经停止。"孩子就跟已经去了一样,我们都觉得没有希望了。"当医护人员为孩子插上呼吸机抢救时,王朋的妻子甚至提出放弃治疗。看到孩子遭受这么大痛苦,她实在不忍心。

其实对于这次抢救,王朋夫妇已经不抱太大希望,只是最后赌一赌。看着濒临绝境的孩子,两个人悲痛不已,抱头痛哭。他们不敢想象,失去小雨后他们该怎么生活。

"能不能抢救成功我不能保证,但我敢保证一定给孩子最好的治疗。"抢救仍然在继续。注射药物、调试呼吸机、插管……在杨杰主任和王玉珍护士长的带领下,儿童医疗中心重症监护科的医护人员迅速行动,有条不紊地进行抢救,一场与死神的生死角逐正在展开。

一夜抢救,一夜观察,一夜悲伤,一夜绝望……

第二天上午,喜讯传来,小雨由深度昏迷转到浅昏迷状态,孩子有反应了。

第三天,小雨神志清醒,能够认人算数,下午撤掉了呼吸机。

第四天,能够进食,四肢能够活动。

……

第七天,能够下床活动,自己刷牙。

第八天,能够自行下床走路,还吵着想回家了。

"感觉自己就像在做梦一样,前一天孩子还在死亡线上挣扎,第二天就好起来了,没两天居然又活蹦乱跳了,我自己都有些不敢相信。"王朋的妻子说,"这简直是奇迹!"

一个团结协作的团队

看着小雨一天天好起来,王朋夫妇高兴,杨杰主任高兴,儿童医疗中心重症监护科的护士们更高兴。

在小雨接受 24 小时特殊观察的三天四夜里,每天晚上都至少有两名护士盯着监护仪,随时观察小雨的病情,最关键的时候甚至眼睛都不眨一下。

到了白天,大家只要有时间就会到小雨的病床前看望她,希望她能快点好起来。小雨似乎成了整个病房里最受关注的孩子。为了让小雨呼吸顺畅,王玉珍护士长更是跪在地上给孩子吸痰。"每一个来到病房的护士都温柔地叫着'宝贝',像对自己的孩子一样,感觉特别温暖。"王朋夫妇说,"在这里感觉就像在家里。"

在抢救最关键的三天,为了防治输液过多导致脑水肿,杨杰主任要求在一段时间内进出小雨体内的液体要保持平衡。这时就要准确称量孩子每个时段大小便的量,然后及时告诉杨杰主任,再由杨杰主任按照这个量准确用药。"要做到这一点需要医疗和护理之间的紧密团结,这在其他地方是很难做到的,而我们很好地做到了这一点。"杨主任对此颇感自豪。

"小儿危重症的成功抢救离不开丰富的经验和过硬的技术,但更重要的是一个团结协作、训练有素的团队。"杨杰主任这样总结科室工作。

【来源:2009 年 5 月 27 日《生活日报》】

抗癌八年谱写生命奇迹

2009 年,已经抗癌八年的李明书(化名)感受到了生命的可贵,更感受到了医生这个职业的伟大。"是山东大学齐鲁医院肝胆外科的医生给了我第二次生命,他们不是亲人胜似亲人,他们精湛的医术和高尚的医德给了我重新追求幸福生活的机会!"

"得了癌症并不可怕,可怕的是缺乏战胜癌症的勇气。只要保持乐观向上的心态,积极配合医生治疗,就完全有可能创造更多的生命奇迹。"齐鲁医院肝胆外科吴小鹏教授说。

家庭事业双丰收,不料竟查出肝癌

2001 年是李明书的好运年,也是他的厄运年。

49 岁的李明书在这一年得到了家庭和事业的双丰收。就职于政府部门的李明书在这一年被调任到一个新的部门做领导,他满怀信心准备大展宏图做出一番事业。当年夏天,一家人又刚刚搬进新分的大房子里,夫妻俩十分恩爱,儿子即将参加高考,学习成绩也不错。一家人可谓幸福美满,其乐融融。

也就是在这时,不知道是因为搬家过度劳累,还是新工作压力太大,李明书感到身体有些不适。于是,赶紧来到齐鲁医院,找到了肝胆外科的王占民教授和吴小鹏教授,经过反复检查,李明书被确诊为肝癌。这个结果犹如晴天霹雳一般,把李明书从幸福的山巅摔到了痛苦的低谷。

"我几乎就要崩溃了,根本不敢相信这是事实。"得知自己的病情之后,李明书没有告诉任何人,因为他不能也不忍心打碎这个幸福的家庭。"我的父母还健在,身体都很好,怎么能让他们白发人送黑发人。况且还有贤惠的妻子,懂事的儿子……"所有这些在李明书这里都化作无尽的泪水和彻夜的不眠。李明书在做着激烈的思想斗争。

细心的妻子最终还是发现了李明书的异常,在妻子的一再追问下,他再也忍不住了,把病情告诉了妻子。妻子也难掩心中的悲痛,但依然坚强地紧紧握住李明书的手,哭着说:"治! 一定治! 为了咱们这个家,你一定要坚强起来,你一定能好起来的!"

齐鲁医院遇名医,成功实施切除术

"我舍不得工作,舍不得这个家,我一定要好起来。"在家人的支持下,李明书坚定了治疗的信心。尽管所有人都明白这是绝症,再怎么治疗也不过是延长一两年寿命,但他还是抱着一线希望,前往上海接受治疗,认为那里会有更先进的治疗技术。在上海一家专业医院,李明书接受了氩氦刀和微波治疗。然而,几个星期后再次检查时却发现,原来的肿瘤不仅没有被打掉,反而更大了,癌细胞也有扩散的趋势。

无奈之下,李明书再次来到齐鲁医院,找到了王占民教授和吴小鹏教授。"其实在去上海之前齐鲁医院两位专家就给我制定好了详细的治疗方案,可我当时心存疑虑,没有听他们的意见,偷偷去了上海。结果治不好了又回来找他们,自己都觉得不好意思。"李明书心里满怀歉意。

对此,王占民和吴小鹏却根本没有在意,一如既往地为他认真分析病情,制定详细的治疗方案。"治病救人是医生的职责,不管什么样的病人我们都会尽全力救治,完全没必要考虑太多。"

经过分析,两位专家认为微波治疗并没有彻底消除癌症部位,因为这种技术是通过 B 超定位,用高温穿刺的方法杀死癌细胞,但是由于 B 超是平面的,而癌细胞是立体的,治疗过程中容易出现偏差,反而会加剧癌细胞扩散。"因此,治疗肝癌的最好办法就是手术切除。"在征得患者和家属的同意后,他们决定立即进行手术治疗,以防止癌细胞进一步扩散。

2001 年 9 月 26 日上午，王占民教授指导、吴小鹏教授主刀，成功为李明书进行了肝脏部分切除手术。

虽然切除手术成功了，但之后的住院观察期却更加重要。时值国庆长假，王占民教授和吴小鹏教授却都放弃了休息，每天都要进出李明书的病房很多次，随时观察病情发展。他们还主动把自己的联系方式留给患者家属，以便随时联系。

看着两位专家为自己忙前忙后，不辞辛劳，李明书感动不已，也更加坚定了治疗的信心和决心。为了表达对两位专家的谢意，住院期间李明书让家人给两位专家送了点礼物，结果两位专家没有收礼物，还把家人关在了门外。

齐心协力抗病魔，癌症八年未复发

按照吴小鹏教授的治疗方案，在手术成功后李明书还要接受一年的介入化疗。"一年之内癌细胞不再扩散就是很大的成功。"

据了解，肝动脉介入化疗是从患者大腿股动脉穿刺插入导管至肝动脉，然后打入化疗药物。"每次化疗都需要两个多小时的时间，而整个过程都是非常痛苦的。"呕吐、脱发、腿脚发麻……尽管每次化疗完之后，李明书都痛苦不堪，但是他还是咬牙坚持。"不为别的，就为了家人的期待、医生的关心，我也要坚持下去！"李明书说。

每次去医院化疗，吴小鹏教授都会亲自陪同，站在化疗室外认真观察，直到两个多小时的化疗结束。每天早上查房的时候，吴小鹏教授总是先去自己的房间查看病情。"我和吴教授素不相识，却能得到这么无微不至的关怀，我感到了人间的真情，也增加了我生活下去的勇气。"

每次化疗完后，李明书的身上都会被弄得很脏，需要人来清理。齐鲁医院肝胆外科的护士们不怕脏不怕累，一点一点帮他清理。"每到这时候，我都能体会到医护人员的伟大，他们总是把患者的利益放在第一位，自己再苦再累都不说什么。"李明书说。

经过了一年四次的化疗和其他辅助治疗，李明书的病情很稳定，各项检查结果均符合标准,没有出现任何复发的迹象。"术后一年是最重要的,这一年没有事就等于过了一道关!"

正如吴小鹏教授所言,在之后的八年时间里,李明书每隔三个月就准时到医院复查,认真调理,积极配合治疗。直至今天,李明书的癌症再没有复发。

这八年间,李明书成了齐鲁医院肝胆外科的常客,到病房里走走几乎成了他生活的一部分。即便不是复查时间,他也要去。找医生们聊聊天,帮着护士们干点力所能及的工作,有时候还会开导开导其他病友。用他的话说,这里的人都是他最好的朋友,这里有家的感觉。

成功切除脾脏,谱写生命新奇迹

2008 年,李明书又出现口腔出血,继之呕血、便血。检查发现有严重脾功能亢进、食道下端重度静脉曲张出血,血小板低于 3 万,而正常人的血小板数量在 10 万～30 万。"这是由于患者原来肝硬化导致的食道下端静脉曲张出血及严重的脾功能亢进,患者凝血功能极差,若不处理,患者有可能出现致命性上消化道大出血、继发性脑出血,急需进行脾切除及贲门周围血管离断术。"吴小鹏教授说,"李明书做过的肝脏切除手术,使得其腹腔内胃和肝脏粘连在一起,再做脾切除及贲门周围血管离断术难度比较大,再加上患者凝血功能极差,如果处理不好会造成大出血,会有生命危险。"

虽然吴小鹏教授向李明书说明了手术的危险性,但他还是明确表示要求手术。"吴教授的技术,我信得过!"看到李明书如此坚决,吴小鹏教授在综合考虑之后也决定做手术。"不手术,患者随时会有生命危险,抗癌这么多年也就白费了。"

经过吴小鹏教授和助手们的细致准备,凭借丰富的手术经验,经过 3 个小时的奋战,手术最终成功了。李明书渡过了又一道难关。

如今,李明书基本康复了。在家里做做饭,每天到小区里转一转,活动活动筋骨,当然一有时间还要去齐鲁医院肝胆外科走走。"每天的太阳还是很灿烂,生活还是一样很幸福。"李明书用自己坚强的毅力、乐观的态度感染着身边的人。

"这是一个奇迹!"吴小鹏教授说,"李明书抗癌经历的成功告诉我们:癌症并不可怕,只要有一颗健康向上的心,积极配合医生的治疗,任何生命奇迹都可能发生!"

【来源:2009 年 4 月 15 日《生活日报》】

大量脑出血的八旬老太奇迹康复

八旬老人突发脑出血,生命危急

　　81岁的商河老人田张氏7年前被查出患有高血压病,不过在家人的精心照顾下,老人身体一直不错,没有出现什么状况。然而,2008年9月3日,全家人像往常一样正在吃饭的时候,老人突然呕吐起来,家人急忙围拢过来,还没等家人把老人扶到床上,老人就瘫软倒在地上,不省人事。老人随即被紧急送往当地医院。

　　医生检查发现,老人因高血压导致脑出血,情况非常危急,建议立即转入大医院进行治疗。心急如焚的家人赶紧用急救车将老人送到了山东大学齐鲁医院。

　　在齐鲁医院急诊外科,医生们迅速对老人展开了治疗。"经过我们的检查,患者的格拉斯哥评分仅有3分,四肢已经没有任何自主活动了。"齐鲁医院急诊外科副主任医师桑锡光说,"格拉斯哥评分是一种对昏迷程度的评价,它是根据人体对睁眼、语言、肢体运动等刺激所做出的反应进行评分的,正常人的格拉斯哥评分是15分。而老人入院时是最低分3分,已经属于深度昏迷状态。"

医患齐心协力成功完成手术

　　老人病情极其危重,齐鲁医院急诊外科立即开通了救治绿色通道,紧急展开颅脑CT检查。急诊外科主治医师黄齐兵通过CT检查计算发现,老人脑出血面积非常大,出血量约有 110 毫升。在医学上,如果脑出血量大于 30 毫升,就应该立即进行手术治疗。然而由于患者年龄太大,加上出血量大、范围广,如果清理不干净,还可能造成再出血,给手术带来更大难度。"脑出血的手术我们已经做过不少,但是如此高龄、出血量这么大的手术我们还是首次碰到,因此也背负了不小的压力。"黄齐兵告诉记者。

手术难度很大,风险很高,做还是不做?老人的儿子田先生得知情况后,给予了充分的信任和支持,毅然决定手术。"只要有一线希望,我们做儿女的就绝不放弃!"急诊外科的医护人员也被家属们的孝心所感动,他们立即行动起来,准备迎接一场"战役"的到来……

9 月 3 日晚上 11:45,手术正式开始。由于患者出血量非常大,如果采用常规的开颅后清除血肿会耽误时间,威胁生命。"因此我们先在患者的右侧脑室插管,引流出一部分淤血,然后再在左侧半球开颅清除血肿。"尽管做了充分的准备,但在打开患者的左侧脑颅后,医生们还是遇到了不小的麻烦。虽然之前通过引流已经清除出一部分淤血,但是留在脑内的淤血还是很多。

黄齐兵和他的助手们心里非常清楚,如果手术做不到一次性清除干净血肿,那么老人的生命仍会受到威胁。面对如此紧急的情况,医生当机立断,决定在双极电凝的辅助下,进一步清除脑内及脑室内血肿,并在脑室内再放一根引流管用于引流术后可能出现的渗血。

黄齐兵和他的助手们在手术室内紧张地忙碌着,老人的家属们则在手术室外焦急地等待着……

9 月 4 日凌晨 1:45,手术室的灯熄灭了。经过两个小时的"浴血奋战",手术终于成功了。急诊外科所有医护人员终于松了一口气,焦急等待的家属们也放下心来。

术后悉心护理,排除多种并发症

手术成功了,新的问题却又出现了。由于患者年龄过高,加上术前营养状况不佳,一系列并发症接踵而至。对老人来说任何一种并发症都可能有致命的危险。巨大的压力再次落到齐鲁医院急诊外科医生们的肩上。

　　由于脑出血对患者造成的损伤巨大,患者手术后出现了有痰咳不出来的症状,这样很容易使患者呼吸困难,导致窒息死亡。在危急的状况下,齐鲁医院急诊外科协同兄弟科室共同决定,将患者的气管局部切开,插入气管套管,同时利用雾化帮助患者排痰,并用呼吸机协助患者呼吸。

　　一波未平一波又起。由于老人之前长期患有高血压,术后收缩压最高达到了 200 mmHg 以上。另外老人身体状况差,营养跟不上,所以蛋白消耗量大,致使老人出现了顽固性高血压和严重低蛋白血症。对此,医生们利用硝普钠微量泵注射,将患者的收缩压控制在 150～160 mmHg。之后,采用从鼻腔插管至胃部,然后从插管中注入营养物质的方法,以增强患者的营养。

　　与此同时,急诊外科护理人员和家属一起悉心照顾老人。经过 20 余天的治疗,在医护人员和患者家属的共同努力下,老人的各种并发症逐渐好转,病情也逐步稳定。又经过 10 余天的调理,老人顺利出院。

　　经过一段时间的休养,老人身体一天天好起来,现在已经能够生活自理。“真没想到我母亲恢复得这么好,是齐鲁医院的大夫们给了我母亲第二次生命,他们是我们全家的救命恩人!”儿子田先生激动地说。

【来源:2009 年 3 月 18 日《生活日报》】

腹部"顽瘤"长两年　妙手名医一朝除

2008 年 10 月 24 日早晨,山东大学齐鲁医院普通外科笼罩在一片紧张的气氛中。普通外科的医生们在靳斌教授的带领下,正在做着手术前的最后准备,每个人心中都有一个坚定的信念:一定要让这台手术成功,要挽救这个幸福的家庭。一场关乎生死的手术即将开始……

腹中长瘤两年多难确诊

2008 年,来自临沂的王效娟只有 40 多岁。从两年多以前,她就感觉自己肚子里有东西,因为一直没有什么不舒服的感觉,就一直没在意。可后来肚子里的东西竟然越长越大,尤其到了 2008 年 9 月,感觉肚子胀得厉害,还有疼痛感,非常难受。这时,王效娟和家人才开始紧张起来,赶紧去当地医院就诊。

"当时在医院做了彩超检查以后,大夫说可能是妇科病,就开了些药。可是吃了几天也没什么效果,肚子还是疼,而且感觉比原来更严重了。"于是王效娟又来到当地另一家医院,经过一番检查后,医生初步诊断为淋巴癌,但是也不能确诊。而这时候,王效娟的病情越来越重,疼痛感也越来越强。迟迟不能确诊让王效娟和家人更加着急。

复杂腹膜后肿瘤吓坏全家

10 月 16 日,心急如焚的王效娟来到山东大学齐鲁医院就诊。在普通外科,经过详细检查和会诊,王效娟最终被确诊为复杂腹膜后肿瘤,病情非常严重。

"这是一种比较难处理的肿瘤。"齐鲁医院普通外科靳斌教授告诉记者。由于技术因素和手术风险等原因,对于腹膜后肿瘤大多只能保守治疗,不轻易做手术。"手术过程中要对腹膜后肿瘤累及的下腔静脉等大血管进行切除和重建,如果掌握不好患者很容易出现大出血,导致术中死亡。而王效娟的病情更加复杂,肿瘤已经累及部分结肠和右侧输尿管,手术风险非常大。"

这一结果犹如晴天霹雳。"我今年才 40 多岁,儿子刚上大三,和丈夫的感情也很好。为什么非要让我们分开呢……"王效娟的声音有些哽咽。得知妻子的病情后,王效娟的丈夫非常痛苦:"我们都没敢告诉儿子,怕他知道后担心,影响学习。"

在可怕的死神面前,王效娟坚定地告诉自己:一定要活下去。"我的孩子不能没有母亲,我的丈夫不能失去妻子,不能让这个幸福的家庭解散。"在经过了生与死的思量之后,王效娟毅然决定接受手术。患者的坚强和执着感动了普通外科的医务人员,也激励了他们的信心。一台罕见的大手术提上了日程表。

齐心协力成功完成罕见手术

齐鲁医院普通外科的医生们开始了紧张有序的术前准备工作。普通外科主任胡三元教授亲自组织全科医生进行病例讨论,详细分析患者病情。同时会同泌尿科、血液科等其他科室专家展开会诊,制定出了一套详细的手术方案。

"之前我们已经开展肝移植和血管外科手术多年,尤其是肝移植手术已经成功完成 100 多例,积累了丰富的经验。因此,虽然手术难度和风险都很大,但我们还是充满了信心。"靳斌教授介绍。

10 月 24 日上午 7:30,手术正式开始。尽管手术前主刀的靳斌和陈波两位教授做好了充分的准备,但手术开始后他们还是遇到了很大麻烦。"患者腹部的肿瘤足有 10 厘米大,而且非常硬,累及的血管也很多。如果采用通常的做法将肿瘤一点点切掉,不仅很容易伤及血管,造成大出血,而且不能将肿瘤完全切除,达不到根治的效果。"靳斌教授说。

面对如此复杂的情况，靳斌和助手们当机立断，决定将肿瘤及累及部分全部切除，然后再置入人工血管连接起来。这样，就相当于同时做肿瘤切除、人工血管置换、结肠切除、输尿管切除 4 台手术，难度之大可想而知。

手术室里，靳斌和助手们紧张地忙碌着；手术室外，王效娟的家人焦急地等待着……

整整 8 个小时，手术终于成功完成了。尽管此时靳斌和他的助手们都已疲惫不堪，但令他们欣慰的是，他们完成了一台几乎不可能完成的手术。事后经过查阅发现，类似手术成功的案例在全世界仅有十几例，而涉及下腔静脉血管重建的不超过 5 例。

"真没想到手术这么顺利，手术后 10 天就出院了。我现在恢复得很好，身体也一天天好起来。非常感谢齐鲁医院的恩人们，谢谢他们救了我，也救了我们全家。"王效娟高兴地说。

【来源：2008 年 12 月 17 日《生活日报》】

一场抢救大会战

2008 年 5 月的一天，一个病房同时出现四名危重患者，而四名患者最终都抢救成功。这既是对医务人员专业技术也是对医院协调配合能力的一次重大考验。

四名危重患者同时发病

前不久，山东大学齐鲁医院胸外科遇到了一次比较罕见的紧急情况。当时，由于胸外科收治的患者比较多，病情又都比较复杂，居然同时出现了四名危重患者，这在以往是从来没有出现过的。

"我做护士 30 年了，在同一个病房里同时出现四名需要紧急抢救的患者还是第一次。"胸外科护士长石花婷回忆说。四名患者当时都处于危险状态，病情十分严重。他们中有 83 岁的食管癌患者，同时伴有肺气肿，刚刚做过手术，就在手术后的第二天突然出现呼吸困难，生命垂危。有重症肌无力患者，之前反复发作，也是刚刚接受手术正在恢复中，当天病情再次反复。还有一位 70 多岁的患者，先后做过脾切除、胃切除两次大手术，这次是来治疗食管癌的，他在当天突然出现胃出血症状，一度休克。第四位也是食管癌患者，是他们当中病情最严重的，这名患者患有严重的并发症，同时伴有食管漏、脓胸、胸腔感染、全身浮肿等，生命垂危。

四名同时发病的危重患者，可把胸外科的十几名护理人员急坏了。四名患者病情都很严重，又都是气管切开，需要四台呼吸机抢救，而胸外科只有一台，这下该怎么办？这不仅对胸外科的医护人员提出了挑战，也对整个医院内部协调能力提出了挑战。

四个科室齐心协力抢救

石花婷护士长当即向几个兄弟科室请求帮助。让石护士长感动的是，尽管几个科室也都有较重的患者，呼吸机随时都可能用到，但在人命关天的时刻，神经外科刘春兰护士长、心血管外科周敏护士长、重症监护室（ICU）李金花护士长都毫不犹豫地将自己科室备用的呼吸机推到了胸外科。因为每台呼吸机的型号不同，使用方法也不一样，几个兄弟科室又在百忙之中抽调人员过来帮忙，对胸外科护理人员进行培训。

同时，医院领导行政值班室也在深夜 12 点为胸外科调剂来呼吸机。特别是 ICU 的李晓梅教授、李琛教授还多次抽出时间对四名患者进行抢救会诊，甚至连吃饭的时间都放弃了。而当胸外科开出院内支票时，心血管外科周敏护士长都有些"生气"地说："抢救患者要紧，开什么支票啊！"

胸外科的十几名护士更是把大部分精力都放在了这四名患者身上，为他们翻身、吸痰，保持呼吸通畅。经过几个科室数十名医护人员几天的努力，四名患者最终全都抢救成功，而且没有一个出现并发症。"如果没有其他几个科室的全力配合，这场大抢救不可能如此成功。能够同时抢救好四名危重患者，也是个不小的奇迹了。"石花婷护士长满怀感慨地说。

"你们让他多活了一个月"

四名患者中有一名病情非常严重的食管癌患者。这名患者患有严重的食管癌并发症，胸腔感染、呼吸困难，还伴有全身浮肿。

看到患者痛苦的样子，胸外科的医护人员感到非常心痛，想方设法减少患者的痛苦。从护士长到年轻护士，大家都积极为他吸痰、做按摩。因为浮肿，这位患者阴囊阴茎异常肿大，小腿就跟大象腿一样。而这名患者本来就有近 200 斤的体重，身体浮肿后翻身更是成了大问题。每次翻身都由四五个护士同时帮忙才能完成。为了让患者保持皮肤干燥，几名护士要定时为他擦洗身体,然后再用手捧着患者浮肿的阴囊阴茎通风透气。

　　就这样,胸外科的护士们细心护理了这名患者整整一个月,直至患者因脏器衰竭去世。"是你们让他多活了一个月,谢谢你们!"目睹了整个过程的患者家属表达了对齐鲁医院医护人员的感谢。

　　　　　　　　　　　　　　　【来源:2008 年 5 月 30 日《生活日报》】

抢救！白衣天使在战斗

午休时患者心脏骤停

"快来帮忙，22 床病人心跳、呼吸都停了！"2008 年 4 月 24 日中午12：55，一阵急促的敲门声把正在病房午休的刘春兰护士长和杨树华、程莲、梁金燕等护士从睡梦中惊醒。她们来不及问清楚具体情况就迅速穿好工作服，以最快的速度冲到病房。

原来，22 床的患者是一名 29 岁的年轻女孩，因脑动静脉畸形（CAVM）住进山东大学齐鲁医院神经外科。这几天女孩的情况一直不错，正在进一步观察病情，准备接受手术治疗。没想到突然发生了头痛、呕吐的情况，随即患者又出现了呼吸、心搏骤停。此时正是中午休班时间，除了值班的护士，其他人都在休息室。一听到病房里有情况，所有人都不由分说收拾停当，整装待发。"这种情况对我们这些护士而言早就习以为常了，所以大家也是训练有素，一点都不慌乱。"护士长刘春兰说。

齐心协力抢救终成功

考虑到患者出现这种情况很有可能是脑出血造成的，如果抢救不及时，患者随时会有生命危险，即便抢救过来可能也是植物人。为此，值班医生黄齐兵与护士们马上组织抢救，而事实上黄齐兵并不是该病房的主治医生，但他还是立即为患者进行胸外心脏按压。由于患者体重 80 多公斤，心脏按压起来比较费力，没几分钟黄医生额头上就布满了汗珠。与此同时，麻醉科的医生也为患者做了气管插管,进行气囊辅助呼吸。

"必须把病人转入监护室!"训练有素的护士们立即按照护士长的要求展开工作:杨树华立即去监护室准备床位,调试呼吸机;程莲和许芳立即为患者吸痰,畅通气道,用气囊辅助呼吸。几分钟后,患者被平稳地推入了监护室。护士们迅速连接好呼吸机和心电监护系统,但此时患者仍处于无呼吸、心跳状态。此时,医护人员仍在紧张而有序地忙碌着,决不放弃任何希望。

13:10,在经过了15分钟的抢救后,心电监护系统终于显示患者心率为140次/分,心脏功能复苏成功了。与此同时,心血管内科及重症监护室会诊医师也相继赶到,继续为患者注入抢救药物,进行抽血化验,采取各种抢救措施。

13:25,呼吸机、心电监护系统均显示患者出现自主呼吸。

13:30,刺激患者左侧肢体出现反应。

13:40,停用呼吸机,患者心率、血压、呼吸逐渐平稳,抢救成功。

当主治医生宣布抢救成功时,所有在场的医护人员都情不自禁地长舒一口气,为这场紧张而成功的抢救激动不已。

虽然抢救成功了,但经验丰富的刘春兰护士长又马上意识到要赶紧为患者导尿。因为患者此时意识仍不清醒,一旦有尿,要么是尿不出来,要么是尿失禁。如果尿不出来,膀胱就会膨胀,进而腹压增高,造成血压升高,颅内压升高,最终导致更严重的脑出血;如果尿失禁,则会对患者日后的生活造成很大伤害。

就这样,年轻的护士们不怕脏不怕累,为患者人工导尿,最后又给患者换上干净衣服和被褥,这才放心离开,投入到下午的工作中。

一次抢救就是一场战斗

整个抢救过程中,患者60多岁的双亲始终在旁边默默地注视着医护人员的一举一动,抢救成功的那一刻,他们眼中充满了欣慰和感激,眼含热泪连道谢谢!

"孩子还这么年轻,如果真的抢救不过来,那就太遗憾了。"尽管已经当了27年护士,经历了无数生死抢救,但刘春兰护士长还是为这次抢救成功而激动不已。患者目前恢复良好,神志已经完全清醒,正在进一步观察和治疗中。

"一次抢救,就像一场战斗,与病魔的战斗,与死神的战斗。我们每个人都时刻准备着为病人的生命和健康而战斗。"齐鲁医院神经外科的护士们用这样一句话诠释了她们神圣的职责。

要命的脑动静脉畸形

脑动静脉畸形是一种先天性的脑血管异常,发生率约为千分之一,它可以发生在颅内的任何部位。正常的血流是由动脉先进入微血管再流入静脉,而动静脉畸形是动脉血流不经过微血管而直接流入静脉。静脉承受了偏高的动脉血压后会扩张成肉眼看起来像蚯蚓般怒张的畸形血管。当静脉承受不了那么高的压力时便会破裂。临床主要表现为脑局部缺血、反复出血、癫痫和头痛。

治疗脑动静脉畸形的主要目的是防止出血、清除血肿、改善盗血和控制癫痫,治疗方法有畸形血管切除术、血管内栓塞治疗、伽玛刀放射治疗。一般部位的脑动静脉畸形,可采用手术切除病灶或微导管血管内栓塞治疗。位于重要功能区、位置特别深的脑内或巨大病灶,可采取在数字减影(DSA)下动脉内栓塞的方法,以减少畸形血管病灶的血液供应,使病变减小有利于进一步的手术或放射切除。每一种治疗方法各有其优缺点,应根据患者脑动静脉畸形的大小、部位选择合适的治疗方法。

【来源:2008 年 5 月 14 日《生活日报》】

去瘤保肝　化险为夷

2008 年 1 月,一名肝脏肿瘤患者在山东大学齐鲁医院普通外科接受了手术。令人惊奇的是,这名患者的肿瘤大小居然达到了 12 厘米×10 厘米×10 厘米,而且长在肝尾状叶上,位置很特殊。这一病情在临床上非常罕见,也给普通外科的主刀医生出了个不小的难题。

“冰冻三尺”,肝病一拖十几年

在来到齐鲁医院之前,严珍(化名)怎么也想不到自己的病有这么严重。这位来自临沂沂南农村的中年妇女甚至还一直在为看病要花很多钱而担心。而此时,医生和她的哥哥最担心的却是她的生命还能维持多久。

冰冻三尺,非一日之寒。严珍的病实际上十几年前就有了。“那时候就有感觉了,经常恶心,吃不下饭。”严珍的哥哥严海(化名)说,“那时候医疗条件有限,加上孩子们都还小,家里负担也很重,所以就没太当回事,这一拖就是十几年。”

从 2007 年开始,严珍的症状越来越严重了。“肚子特别胀,坐着躺着都不舒服,还经常恶心呕吐,简直就没法过。”说起妹妹难受的情况,严海声音都变得颤抖了。“我妹子也是个苦命的人,一辈子也没捞着点儿好。”严珍的丈夫五年前因为癌症去世了,只留下三个孩子和严珍相依为命,日子过得很艰难。

妹妹深受病痛折磨,哥哥又怎么能看得下去。从 2007 年开始,严海七拼八凑了几万元钱后开始带着妹妹到处看病,可跑了多家医院,因为病情过于严重,竟然没有一家医院敢为她手术。治还是不治,兄妹二人陷入了两难境地。

"破釜沉舟",多套方案欲破禁区

就在兄妹二人陷入绝望之际,经人介绍他们来到了齐鲁医院普通外科,找到了有着丰富经验的智绪亭教授。

"病情确实非常严重,如果不能及时手术,肿瘤将会压迫下腔静脉,导致腹水、腹肿,病人的生命也就难以延续。"经过详细的检查发现,严珍肝脏上的肿瘤达 12 厘米×10 厘米×10 厘米,属于巨大肿瘤。而且肿瘤位置也很特殊,起源于肝尾状叶右侧,向前向上生长,位于第一肝门的左、右分支,第二肝门的肝右、肝中静脉,及肝后下腔静脉之间,几乎蔓延到了整个肝脏。这在临床上是比较罕见的。"肝胆手术向来难度大、风险高,尤其是肝尾状叶手术。由于其位置特殊,曾一度被列为肝脏手术的'禁区'。术中稍有不慎,即可导致难以控制的大出血、气栓,手术死亡率极高。"智绪亭教授深知此次手术压力之大、挑战之大。

为了确保万无一失,在科室王占民教授、胡三元教授的指导下,智绪亭教授和王磊副教授商讨了三套手术方案:一是只切除尾状叶肿瘤,完整保留整个肝脏,这是最理想的手术结果;二是切除尾状叶肿瘤和部分右半肝,保留左半肝和部分右半肝;三是切除尾状叶肿瘤和右半肝,只保留左半肝,这是最差的结果。

"既能最大限度地切除肿瘤,又能最大限度地保留肝脏的功能,这是手术的最佳目标。"智绪亭说。

"化险为夷",妙手切除巨大肿瘤

手术马上就要开始了,原本还非常紧张的严珍和哥哥严海反而变得轻松起来,严珍甚至提出如果自己不行了,希望能把遗体捐献出去做研究,让那些和自己一样生病的人不再受病痛之苦。这让在场的医务人员非常感动,更加坚定了信心要把她治好。

2008 年 1 月 4 日上午,由智绪亭教授主刀,手术正式开始了。时间一点点过去,血液一滴滴输入严珍体内,重症监护室的医护人员也在紧张准备着……5 个半小时之后,手术终于结束了。

"手术很成功,完全达到了术前的预期目标。"智绪亭教授介绍,"手术最大限度地保留了严珍体内的肝脏,愈后的肝脏完全可以支撑整个身体运转。换句话说,只要护理得当,她很快就能恢复过来。"

术后的十几天里,严珍得到了全面的治疗和细致的护理,恢复得非常好。受术后第 3 天就能下床适量活动,第 12 天就顺利康复出院了。

两个多月过去了,如今的严珍没有了原来痛苦的症状,也能外出活动了。"生活完全可以自理,还能自己做饭了。"看到妹妹一天天好起来,严海心里也踏实多了。

【来源:2008 年 3 月 12 日《生活日报》】

这一天,她等了 37 年

2008 年 1 月中旬,吴彩霞(化名)在山东大学齐鲁医院心血管内科遇到了一个即将改变她命运的人——李贵双副教授。

心脏病让她 34 年未婚

吴彩霞出生在潍坊昌乐一个贫穷的小山村里,活泼开朗,喜欢热闹,然而因为患有严重的先天性心脏病,她此前的人生几乎是在痛苦和阴暗中度过的。心虚、气喘、无力始终伴随着她,而且这些症状每年都在加重,让她饱受折磨。

提起自己的童年,吴彩霞几乎没有任何快乐的记忆,留给她的只有痛苦和嘲笑。因为不能随心所欲地跑跳玩耍,同龄孩子们玩耍时总是把她排除在外,远远地躲着她。身体的虚弱和家境的贫穷也让她失去了上学的机会。更让她无法理解的是,母亲从她刚懂事就告诉她,她这辈子都不能结婚,一结婚就会死。善良的母亲只不过想用善意的谎言保住女儿的生命。而年幼的彩霞虽然始终不明白为什么,但却记住并听从了母亲的话。就这样,吴彩霞痛苦孤独地熬过了 34 个年头。

"一辈子不能结婚,一结婚就会死。"一句毫无科学依据的话能吓住幼小的心灵,却扼杀不了一颗蠢蠢欲动的少女之心。经人介绍,34 岁的吴彩霞认识了邻村的大龄青年李常贵(化名)。初次见面,两个人就互相有了好感。这时的吴彩霞已经了解了自己的病情,知道自己是可以结婚的。"其实那时候俺妈已经老了,管不了我了。"谈起这事,吴彩霞笑得有些羞涩。最终,两个人排除一切困难，走到了一起。

3 万元治疗费吓跑患难夫妻

李常贵虽然憨厚老实，却知道有病就治的道理。尽管两个人结婚后家里穷得叮当响，但李常贵还是毅然带着吴彩霞来到了济南，希望能够把她的病看好。

在济南的大医院里，吴彩霞被确诊为先天性动脉导管未闭，也就是说吴彩霞心脏的主动脉和肺动脉是相通的。医生告诉他们，这种病并不少见，可以通过外科或经导管介入治疗，如果效果好的话完全可以过上正常人的生活。听到这一消息，他们喜出望外。然而，当得知手术需要花费 3 万多元时，他们的希望一下子又破灭了。尽管医生一再劝告他们应该尽快手术，否则后果可能会很严重，但身无分文的他们最终还是选择了放弃。

回家后的几年里，吴彩霞的症状一年比一年重，有时候躺在床上一动不动都喘不上来气。妻子终日忍受病痛的折磨，李常贵看在眼里，疼在心里。靠着几年拼命打工、抵押贷款、东借西凑，李常贵终于筹到了给妻子看病的 3 万元钱，李常贵和吴彩霞又一次看到了希望。

迟到 4 年的手术终于完成

2008 年 1 月中旬，带着辛苦筹来的 3 万元钱和 4 年前的遗憾，李常贵和吴彩霞再次来到齐鲁医院心血管内科。这次他们遇到了李贵双副教授——一个即将改变吴彩霞命运的人。

李贵双副教授从事心血管内科临床工作已经 23 年了，有着非常丰富的经验。住进医院病房后，李教授赶紧安排为吴彩霞做了检查。然而，当看完检查结果后，李教授心中充满了同情和遗憾。"如果 4 年前能手术就好了。"从李教授的感叹中，夫妻俩感觉到了情况不妙。

李教授介绍，由于肺动脉和主动脉的血长期贯通，吴彩霞的肺动脉压已经和主动脉压一样高，达到了 120 mmHg，而常人的肺动脉压一般不超过

30 mmHg。"病情已经很严重,手术的危险性也会很高。"这一结果让吴彩霞和丈夫大吃一惊,躲到病房阳台上偷偷抹起了眼泪。

"手术是唯一的出路,否则病情只能越来越严重,最终……"尽管知道手术危险性很高,但李教授下定了决心要给吴彩霞治病。李教授坚定的态度和不断的鼓励感染了吴彩霞。"为了下半辈子,为了这个家,我一定要坚持下去。"吴彩霞也下定了决心。

吴彩霞住在病房先进行了一个星期的药物治疗,肺动脉压较主动脉压低了 16 mmHg。1 月 23 日下午,凭着丰富的临床经验和高超的技艺,李教授和杨杰副教授一起巧妙地在吴彩霞的动脉导管处安放了一个封堵器,让这个流通了 37 年的缺口从此闭合了。"手术很成功,不出意外,她很快就能康复了。"手术成功了,李教授和杨教授都感到很欣慰。

1 月 25 日,手术后的第三天,吴彩霞已经可以"肆无忌惮"地活动了。介入术后第四天再次进行超声心动图检查,结果显示肺动脉压较术前下降了一半,为 56 mmHg。"真的不喘了,也觉得有劲了。真是神奇!"身体舒服了,吴彩霞的精神也格外好,一边不断讲述着自己的经历,一边催促着丈夫去给李教授和杨教授做锦旗。"马上就出院了,咱得好好谢谢人家啊。"

"还有李大姐、陈大妈、方大姐……他们都是大好人,给我好吃的好喝的,还经常照顾我们。"吴彩霞一一说着病房里帮助过她的人,眼里满含感激的泪水。

【来源:2008 年 1 月 30 日《生活日报》】

用恒心和细心打通血脉

生活难以自理,叫不出丈夫和儿子的名字,还要随时面对脑梗死、偏瘫的威胁。2008 年,这个原本幸福快乐的家庭,因为妻子突如其来的大病而充满紧张和忧虑……

顶着前所未有的风险和压力,怀着对患者无私的爱,凭着对医术执着的追求,一根细软的导线,一个微小的支架,患者安危悬于一线,成败只在毫厘之间……

突然发病,叫不出丈夫名字

53 岁的吕女士拥有一个幸福的家庭,丈夫工作稳定,夫妻俩感情很好、儿子在外地上大学,成绩优异,表现突出。然而,一场突如其来的疾病却让这个家庭笼罩在了一片焦急忧虑的气氛中。

2007 年 8 月,在没有任何征兆的情况下,吕女士突然出现语言不清、右侧身体活动不灵便的症状。丈夫王先生赶紧带她来到附近医院治疗,之后症状好转。可到了 10 月,吕女士病情再次加重,走路明显拖曳,右手不能拿东西,并且难以准确说出事物的名字,有时候连"手机""电视"这样简单的词语都说不出来,甚至连自己丈夫和孩子的名字都叫不出来。

经过多方打听,吕女士来到山东大学齐鲁医院脑血管病科,找到了颈动脉专业缺血性脑血管病介入专家吴伟医生。了解病情后,吴伟及时向科主任王翠兰做了汇报,经过造影检查,吕女士被确诊为左侧颈动脉完全闭塞,颅内虽有侧支循环代偿供血,但左半脑血流不足,明显缺血。"颈动脉狭窄患者的支架手术我们开展得较多,但像这种完全闭塞患者的颈动脉支架手术我们还没有经验,国内开展得也不多。患者左半脑明显缺血,如果持续下去,患者一旦出现大面积脑梗死,就会出现偏瘫、昏迷等。"面对这样严重的病情,吴伟倍感压力。

"目前只能先进行保守治疗,因为手术风险太大,一旦失败可能会进一步加重病情。"尽管家人一再要求手术,但考虑到患者的安全,吴伟还是决定暂时采取保守治疗。而在经过一段时间的药物治疗后,吕女士病情有所改善,一家人也暂时放下心来。

反复发作,毅然决定手术

然而好景不长,在之后一个多月的时间里,吕女士的病情反复加重,甚至已经无法下床活动。其间又到北京接受治疗,效果也不好。"看着她连简单的话语都表达不清,也下不了床,我心里别提多难受了。"看着妻子病情不断加重,王先生难掩心中的悲伤和焦虑。

春节假期还没有结束,王先生就再次拨通了吴伟医生的电话,请求为妻子尽快手术治疗。"只要有一线希望,我就不会放弃,更不愿意看着她瘫在那里。"为了照顾妻子,王先生暂时离开了自己喜爱的工作岗位,下定决心为妻子治病。王先生的决心和对妻子的爱也深深打动了吴伟。在经过反复论证和认真研究之后,吴伟决定大胆尝试,冒险为吕女士做手术。

在查阅了大量资料后,吴伟发现,在国内外相关文献中,关于完全闭塞颈动脉手术的记录并不多,成功的病例更是少之又少,而山东省内则根本没有成功的先例。在这种情况下,可以借鉴的材料和经验就几乎没有了,必须依靠自身实力和技术。为了做好这台手术,吴伟展开了周密的准备工作。

深思熟虑,充分做好术前准备

经过与王翠兰主任等专家的多次商讨研究,吴伟基本确定了手术方案。通过微创技术将导丝从患者右腿股动脉的鞘管处探入发病部位,再沿细导丝利用小球囊逐渐打开闭塞的血管,并置入支架将闭塞血管撑开,从而达到通畅血流的效果。

虽然理论非常简单,但在实际操作过程中,手术难度和风险却都非常大。首先,手术所用导丝非常细软,沿血管到达远端后不好控制。而且由于患者血管完全闭塞,以往可以在 X 光下进行的可视操作,在这次手术中也行不通了,需要完全凭借医生的经验不断摸索着前进。其次,由于血管长期闭塞,闭塞处很可能存在血栓,一旦血管扩张成功,血栓将进入大脑,堵塞脑血管,加重病情。此外,长期闭塞的血管一旦打通,大量血液涌入大脑,可能会过度灌注,导致水肿、脑出血等症状。最后,患者血管严重闭塞,能否成功放置支架也是未知数,一旦放置失败,患者病情也将进一步加重。

面对重重困难,在科主任王翠兰的大力支持下,吴伟一一制定了对策,对于可能发生的状况做了细致周密的准备。万事俱备,只待手术正式开始。

排除万难,开创省内手术先河

3 月 10 日下午 3 点,吕女士被推进了手术室。

半小时后,几经周折,比头发丝还细软的导丝终于顺利通过闭塞血管处,到达颈动脉远端。为了避免出现过度灌注,吴伟每扩张一次血管都停下来等一等,让血管和大脑适应一段时间,这样反复几次后,闭塞的血管才逐步张开。

手术中,为了避免血栓进入大脑,吴伟在球囊上巧妙地安置了一个类似网兜的保护伞,将产生的血栓全部兜住。

两个半小时后,一枚 7 毫米×40 毫米的支架安置成功,闭塞的血管恢复了通畅。

三个小时后,手术结束,吕女士各项生命指征完全正常。手术终于成功了。

"手术很成功。"听到吴伟肯定的回答后,在手术室外焦急等待的王先生终于松了一口气,激动地紧紧握住吴伟的手。

更让大家欣慰的是,术后的吕女士恢复得非常好。第二天说话就清楚多了,并且能流利地叫出身边的物体和家人的名字,下床活动也比以前灵活了。王先生看在眼里,乐在心里。

如今,经过一段时间的康复治疗,吕女士已经出院。"我现在又像以前一样能说能动了,真是没想到啊!"吕女士的话语间充满了对齐鲁医院的感激和重获健康的喜悦。

【来源:2008 年 1 月 16 日《生活日报》】

生命之花在患癌后绽放

17 年前，52 岁的他不幸得了食管癌，生命随时都可能停止。而 2008 年的今天，年近七旬的他不仅活着，而且仍然工作在教育战线，让自己的生命继续焕发光芒。他和为他治疗的医生护士们一起，缔造了一个生命的奇迹，演绎了一段医患互敬互爱的典范。

祸不单行：刚刚丧偶又得癌

1990 年，对山东广播电视大学的张寿鸿教授而言是一生中最不幸的一年。1 月 30 日（农历正月初三），因风湿性心脏病而住院的妻子突然离开了人世，这突如其来的打击让 52 岁的张寿鸿一时难以接受。原本幸福美满的家庭陷入了灰暗中。

然而紧接着又发生了更不幸的事情。在妻子离开后的一段时间里，张寿鸿一直感觉不舒服，经常呕酸、烧心，吃药也不管用。"当时我已经有了预感，觉得自己可能病得不轻。"到医院一检查，是食管癌。尽管医生一再向他隐瞒这个事实，但懂得一些影像知识的张寿鸿还是看懂了自己的病。

得知自己的病情后，张寿鸿最放心不下的就是孩子。"妻子在病床上的时候，我们已经约定好了，不管谁先离开人世，另外一个都要保证把孩子拉扯大，让他长大成人。"张寿鸿首先想到的是刚上小学五年级的儿子。"刚没了妈，再失去爸爸，孩子就没法过了。"此时，在青岛工作的女儿正面临分娩。为了两个孩子，张寿鸿毅然决定对他们隐瞒事实。

就这样，张寿鸿把儿子托付给亲戚后，简单收拾了点日常用品就一个人住进了医院。

周密安排：手术与女儿分娩同一天

"他对自己得了癌症毫不避讳，还经常和医生们讨论病情，表现得很积极乐观。心态这么好的病人真是很少见。"回忆起当年的情形，山东大学齐鲁医院胸外科主任王善政教授对张寿鸿赞叹不已。

而事实上，张寿鸿心情是很复杂的。他心里非常明白，徘徊在生死边缘的自己是家庭唯一的支柱。手术前一天，他把在济南的亲朋都叫到一起，拜托他们，如果自己不行了，一定要帮忙把孩子拉扯大。"其实我不怕死，可我放心不下儿子，他还是个没成年的孩子啊。"

得知了张寿鸿的情况后，王善政主任深知这次手术关系重大。为了保证手术成功并减少日后复发的可能性，在王善政主任的主持下，胸外科为张寿鸿做了极其周密的手术方案。"在当时，张寿鸿的手术算是比较大的。"为了让张寿鸿放心，毫无顾虑地进手术室，王善政主任多次找张寿鸿沟通，安慰和开导他。

经过反复论证和认真准备后，手术在 1990 年 5 月 2 日上午开始了。此时的张寿鸿还不知道，就在他接受手术的同时，远在青岛的女儿也正在分娩。当一个新的生命呱呱坠地的时候，张寿鸿的手术也顺利完成了。直到这时，两个孩子还不知道自己父亲的病情。

坚持不懈：风雨之后见彩虹

手术很顺利，胸外科的医生护士们都很高兴，对张寿鸿的护理也格外细心。在住院期间，病房专门安排了护士为张寿鸿护理，及时帮他咳痰、做胸腔引流。王善政主任在手术后的几天里，每天晚上都要从家里赶到病房再检查一次，在确保没有问题后才放心离开。张寿鸿所在单位的领导和同事们也都来看望他，还派了专人来为他护理。

按照王善政主任制定的治疗计划，张寿鸿进行了整整三年的化疗。化疗期间，张寿鸿承受了巨大的痛苦。在这三年的时间里，张寿鸿每周都要化疗一次,而化疗后的第二天、第三天是反应最剧烈的时间。"每次化疗后都要又吐又拉好几天,浑身没劲。"张寿鸿经常呕吐到胃里只剩清水还停不下来。"这还不能让儿子知道,再难受也要忍到孩子上学了再吐。"

在这三年里,张寿鸿接触最多的就是医院。三年,化疗、身体检查、免疫治疗……每名医生和护士都一丝不苟,精心呵护。"去的次数多了,大家慢慢也就成了朋友。"直到今天,张寿鸿还是经常到医院转转,和大家见见面,过年过节也会互送祝福。"王善政教授、杨国涛教授、胡国强教授、石花婷护士长……"说起这些名字,张寿鸿如数家珍。"他们都是对我有恩的人,也是我的朋友,我一辈子都忘不了他们。"

在经过了七八年的治疗后,如今年近七旬的张寿鸿心情和身体都非常好。1999 年从单位退休后,他又在山东省教育厅开始了自己的新工作。尽管不用每天上班,但他还是兢兢业业、一丝不苟,为教育事业贡献着自己的力量。有时候,他还会到医院里,为那些同样患了癌症的病友做思想工作,用自己的亲身经历鼓励他们。

"一般的食管癌患者能活七八年就不错了,而他活了 17 年,而且已经完全治愈。他创造了一个奇迹。"王善政主任不由得感叹。

【来源:2008 年《生活日报》】

十年老"心病"　一朝被"消融"

三尖瓣下移畸形合并预激综合征是一种非常严重又不多见的心脏病，已困扰了吴大妈十余年；射频消融术——一种创伤小、效果好、成功率又高的心脏病治疗技术，在山东大学齐鲁医院已开展了上千例。2007 年 11 月 29 日，在齐鲁医院心血管内科医生们的不懈努力下，先进的技术最终战胜了邪恶的病魔，齐鲁医院在射频消融术治疗心脏病的道路上迈出了坚实的一步。

微创手术攻克十年顽疾

2007 年 11 月 29 日，齐鲁医院心血管内科成功地为一例三尖瓣下移畸形合并预激综合征患者实施了射频消融术，患者术后恢复良好，已康复出院。

吴大妈 62 岁，阵发性心悸 10 余年，近 3 年症状进行性加重，伴胸闷、憋气、呼吸困难，严重影响生活质量，在当地医院诊断为三尖瓣下移畸形，拟行三尖瓣置换术，为求进一步诊治来到齐鲁医院就诊。心血管内科射频消融治疗组于术前对该病例进行了充分的讨论，并再次进行心脏彩超检查，认为患者诊断明确，隔瓣下移 1.5 厘米，三尖瓣轻度关闭不全，结合既往发作室上性心动过速的心电图，判断患者症状主要与合并预激综合征并发快速性心律失常有关，无外科手术指征，射频消融术可根治快速性心律失常，避免症状复发。心血管内科医师们于 11 月 29 日下午为患者成功实施了射频消融术，术中反复刺激未诱发出心动过速，右室旁路消融成功。手术由心血管内科钟敬泉、张薇、黎莉教授和郑兆通、朱清、岳欣副教授以及小组其他成员共同完成。术后心电图显示预激波消失，心动过速不能诱发，异常传导通路消融成功，患者术后第 2 天就可以下床进行日常活动，第 3 天康复出院。

三尖瓣下移畸形是一种少见的先天性心脏病。正常的三尖瓣由前瓣、后瓣和隔瓣构成，附着于三尖瓣纤维环上，相当于右心房通向右心室的一扇门。三尖瓣下移畸形患者的三尖瓣向右心室移位，主要是隔瓣叶和后瓣叶下移，常附着于近心尖的右心室壁而非三尖瓣纤维环，前瓣叶位置多正常，因而右心室被分成两个腔，部分右心室心房化，右心房增大，三尖瓣关闭不全，右心房压力增高。70％的患者在 20 岁前会因右心衰或肺部感染而死亡。心脏增大、症状明显者可通过三尖瓣修补术或人工瓣膜置换术进行治疗。

三尖瓣下移畸形约占成人先天性心脏病的 1％，而其中有 5％～20％的患者合并有预激综合征，即除正常房室传导通路之外还存在异常的通路。单纯的预激综合征可没有症状，但往往并发快速性心律失常，表现为心慌、胸闷等不适，可发生晕厥、休克、心功能障碍甚至猝死。三尖瓣下移畸形合并预激综合征三尖瓣功能减退影响心功能者，可进行三尖瓣成形或置换术，同时进行房室旁道的心外膜标测定位和外科切割术，能够同时治愈这两种疾病，但需要心血管外科与心血管内科电生理专家共同完成。另外手术创伤大，风险高。

经导管射频消融术是近 20 年来心脏治疗学中的重大进展之一。射频消融术治疗快速性心律失常的成功率在 90％以上，并发症小于 2％。其通过介入的方法进行心脏电生理检查，在心内膜定位标测，将导管电极置于引起心律失常的病灶处或异常传导通路区域，应用射频电流使该区域心肌坏死，达到治疗顽固性心律失常的目的。因创伤小、并发症少、成功率高，射频消融术已成为目前治疗多种心律失常的首选方法，但这种手术需要手术者具有熟练的导管操作技术及丰富的心脏电生理经验。尤其合并先天性心脏病，心脏解剖结构异常更增加了手术的难度。

目前导管射频消融术还被应用于房室结折返性心动过速、房性心动过速、心房扑动、心房颤动、室性心动过速等的治疗。手术创伤小、并发症少、成功率高、住院时间短、预后好,避免了药物治疗或外科手术。

射频消融术根治心房颤动

心房颤动(简称"房颤")是心内科常见的心律失常,主要表现为心脏跳动的频率明显增快,节律不规则。房颤的危害主要有三个方面:一是心率快和节律不规整可使患者感到心悸、胸闷、头晕,甚至昏倒;二是由于心房丧失了充分有效的射血功能,血液容易在心房内淤滞,进而形成血栓,大大增加血栓与中风的危险,流行病学调查发现,许多中风患者是由房颤所致;三是长期房颤可导致心脏扩大和心力衰竭。

房颤的治疗方法主要包括药物治疗、外科迷宫手术和射频消融术。药物治疗目前应用较普遍,常见的药物为普罗帕酮、莫雷西嗪、倍他乐克、地高辛和盐酸胺碘酮片等。这些药物对房颤的症状有一定的治疗效果,但作用是暂时的,不能达到根治房颤的目的,而且这些抗心律失常药物都有一定的副作用,尤其是长期服用时。外科迷宫手术需开胸,创伤大,主要用于因其他心脏病需进行手术治疗的房颤患者。

随着对房颤机制的深入研究,国内外专家们基于导管射频消融术,开展了大静脉电隔离或环肺静脉线性消融来治疗房颤,可有效根治房颤,近年来已使全世界数万名患者受益,是房颤治疗史上的新突破。

房颤射频消融术是一种微创的介入手术。只需在局麻下穿刺静脉,提供血管路径,将导管送入心脏对引起房颤的病灶进行消融,只留下针眼大小的皮肤切口,患者可以很好地耐受。由于心脏的内部结构非常复杂,清楚地显示左心房和肺静脉的解剖结构对射频消融术十分重要。为此,齐鲁医院心血管内科率先引进了先进的电生理三维标测系统,该系统基于磁导航原理对心脏进行三维电解剖标测定位,构建心脏的立体解剖模型,使左心房和肺静脉的解剖形态一目了然。在这种三维技术的指导下,消融路线和终点十分清楚,房颤射频消融术的成功率明显提高。

齐鲁医院心血管内科作为国家重点学科,在国内较早开展了心律失常的射频消融术,拥有多导电生理记录仪、射频消融仪和刺激仪等国际上最先进的仪器设备和丰富的临床经验。在张运院士的带领下,医院在国际上率先开展了超声心动图引导冠状静脉窦电极导管置放和心内电生理检查的研究,文章发表在了专业杂志《超声心动图》(*Echocardiography*)上。在国内率先开展了单向动作电位的研究。其中单向动作电位的电生理研究和超声心动图在心内电生理、射频导管消融术中的应用研究分获卫生部三等奖、山东省科技进步二等奖以及山东省首届医学科技创新一等奖等奖项。已开展射频消融术近千例,无一例出现严重并发症,并率先在省内开展了房颤的射频消融术,取得了良好的效果,已经治愈多例患者。例如,一例高血压合并慢性房颤的患者,因为心律失常、心力衰竭不能上班,影响到日常生活,经齐鲁医院心血管内科进行房颤的射频导管消融术后,患者得到根治,术后三天即康复出院,目前已经重返工作岗位。

【来源:2007 年 12 月 16 日《生活日报》】

累、委屈并快乐着

人人都说山东大学齐鲁医院胸外科病房的故事最多、故事最感人,但能把这些故事一件件讲出来的人却不多。"去找护士长石花婷,她对胸外科最了解,她的故事也最多。"2007 年 4 月,听人这么一说,不由得想去看看胸外科病房到底有些什么人、什么故事。

早上 8 点刚上班,胸外科病房的护士们就早早地忙起来了。输液、量体温、询问病情、更换床被、为患者拍背咳痰……紧张忙碌而又井井有条。护士长石花婷告诉我们,这样的工作状态要一直持续到晚上 7 点多。如果遇上抢救危重患者,那连喊声累的时间都没有。事实上,也正是在这些辛勤忙碌的身影背后,发生了和正在发生着一个个动人的故事。

为患者抠大便是常事

一名 70 多岁的老干部曾在齐鲁医院胸外科病房住院,那段日子令他终生难忘。

当时,老人因为肺病最先住进了胸外科病房,没过几天就转了病房。之后几天,肺病导致老人气管积痰,呼吸困难,每天晚上老人都被憋得没法睡觉,几天下来老人被折腾得瘦了一大圈。无奈之下,老人想起了在胸外科病房时教他咳痰的石花婷护士长。患者再次回到胸外科病房。

"赶紧吸痰,不然就危险了。"经验丰富的石花婷护士长立即组织护士为老人吸痰。由于浓痰积累时间长、量大,护士们可是费了好大劲,甚至亲自用口为老人吸痰。经过一番努力,一大管浓痰终于被"征服"了。老人顿时感觉呼吸自如,全身轻松起来。

可刚舒服了没多久,新的问题又出现了。由于生病期间进食差、活动少,老人出现了严重便秘,已经好几天没大便了。于是,几名护士立即采取了"肥皂水灌肠",帮助老人排便。但便秘过于严重,灌了两次都不见效果。看着老人被憋得满头大汗、痛苦不堪,家属和护士们心急如焚。这时,令人震惊的一幕出现了,石花婷护士长用手为老人一点点抠起了大便。

经过半个多小时的努力,终于大便通畅了!老人由衷地感慨:"这辈子从来没这么舒坦过。"

"这就是一种责任,一种本能的反应。我们这里的护士都这么做过,很多刚参加工作的小姑娘都为患者抠过大便。"石花婷护士长平静地说。

曾为麻风患者洗澡

曾经有一个病人让胸外科的护士们记忆犹新。

有一天上午,胸外科接到了一名又脏又臭的患者。"当时病人浑身上下黑乎乎的,根本看不清脸和皮肤,身上还臭烘烘的,看样子多少年都没洗过澡了。"一打听才知道,原来是在千佛山下捡破烂的一个乞丐,不小心从山上滚下来,摔断了肋骨。患者脏成这样,又没个家属,旁边的人看着难受。

石花婷护士长看到病人一脸痛苦的表情,实在不忍心。"不管什么样的人,不都是病人吗。"她心一横,叫来了一个实习的护士,两个人给他洗起了澡。因为长年混迹在垃圾堆里,患者身上的灰渍都洗不下来,两个人就用刷子使劲刷;头发打了结,两个人就一簇一簇地顺,边顺边洗。一直洗了好几遍,冲下来的水还是黑的。就这样,两个人整整忙活了4个小时才把患者洗干净。之后,石花婷护士长还把患者的衣服也洗了。

然而,令她们吃惊的是,经过一番检查,患者被查出患有传染性很强的麻风病。这也让周围的人为石花婷护士长和那名实习护士捏了把汗,毕竟她们跟他有过近距离接触啊。庆幸的是,最后经检查她们都没有被传染。

用热情化解护患矛盾

一天早晨 7 点多,石花婷护士长到达病房换好隔离衣后,在早晨交班之前到病房巡视,了解患者夜间的情况。

她走到 13 床患者跟前,跟他打招呼:"您夜间睡得好吗? 对我们的工作还满意吗?"

"不满意!"

"对谁不满意?"

回答是对医生、护士都不满意。

石花婷护士长赶紧向患者道歉:"不论我们做得如何,我都诚心诚意向您道歉。您来到病房后护士立刻为您准备好了床铺和各种检查及术前准备,医生没吃饭就为您放置了胸腔引流管,您还有什么不满意的呢?"

石花婷护士长又找来值夜班的护士了解情况,值班护士说患者火气确实挺大。后来了解到,患者入院时跟来的一大帮家属都坐到了消好毒的床上,护士委婉地进行了劝说,结果患者家属有些不高兴。

石花婷护士长赶紧给患者解释,可患者就是不听,表示当日一定要出院。但医院领导一再强调不能让患者带着不满意出院。于是护士长当即表示,患者想出院绝不强留,但是请他一定要接受护士们的道歉。随后,护士长将在家休息的责任护士、小夜班护士及大夜班护士全部找来,将患者请到办公室,并由护士长带头向患者鞠躬致歉。

这时,几名护士眼里都含着委屈的泪花,当最后一名护士道歉后,患者终于不好意思了,表示是自己脾气不好。各班值班护士这才放心离开病房。

患者出院后,同病房的患者告诉护士长,其实护士们是被冤枉了。原来,这名患者犯的是老毛病,怕花钱不想住院,前一天刚住上院就想出院,又担心医生不同意,所以故意找碴儿。

"病人和家属都很不容易。生病了,心里着急,脾气大一点也是很正常的,我们应该多一些理解。"石花婷护士长教育护士们,要用自己的热情、关爱去赢得患者及家属的支持和理解。

"辛苦和委屈是难免的,但快乐和充实更让我们感到欣慰。"

"干一辈子护士,救一辈子人,也能算是个好人,这就足够了!"

【来源:2007 年 4 月 11 日《生活日报》】

"楷模"是这样炼成的

在山东省医疗卫生行业里,一提起"齐鲁医院产科病房",没有人不由衷地竖起大拇指。从 1997 年率先扛起"建设温馨服务病房"的大旗到 2007 年的 10 年间,山东大学齐鲁医院产科病房先后被评为"全国巾帼文明示范岗""全国青年文明号",成为全院、全省乃至全国病房学习的"楷模"。从某种意义上说,这些称号已不仅仅是一种荣誉,更是一种模式,一种精神。

把服务意识刻在心里

齐鲁医院产科病房的转变是从 1997 年史德焕从产房转到病房开始的。尽管当时的产科病房在各方面都不比别的病房差,但多少还是存在管理不规范、服务不到位的现象。"产科的病人不是孕产妇就是新生儿,都是极需关爱和呵护的人群,所以对他们的护理丝毫马虎不得。"产科病房下定了决心要改变现状,开创出新的管理和服务标准。

起初的探索都是很艰难的,史德焕用了"摸索"两个字来形容。"要想把服务质量真正提上去,转变意识和观念是最重要的。"产科病房的几名骨干经过讨论认为,只有一条条的规章制度,没有护士们的自觉意识,只能是治标不治本。因此,从一开始产科病房就非常重视意识和观念教育。

在医院领导和科室的大力支持下,产科病房制定了文明用语标准、禁用岗位用语,有了全新的工作服务程序和产科病房护理哲理。同时,产科病房先后开展了普通话演讲比赛、礼仪培训等活动,专门邀请了"全国青年文明号"济南市女子交警中队的张晓玲队长和黄蕾民警为护士们做报告,学习她们爱岗敬业、无私奉献的精神。通过一系列的思想教育和实践体验，产科病房护理人员的精神面貌发生了质的变化，"温馨服务，人文关怀"的理念被深深地刻在了每个人的心里。

像对待家人一样对待患者

"一言一行为病人，一举一动显真情"，用这句话来概括产科病房的护士们是再贴切不过了，而这句话也正是她们的座右铭。

为了能让患者在病房真正体会到"家"的感觉，产科病房从"硬件"和"软件"上都做了彻底改变。

为了改善孕产妇和新生儿的生活环境，产科病房自筹资金购买了鲜花、装饰画装点护士站和病房；率先在病房内配备了"便民服务袋"，内装针线包、饮水管、剪刀、便条、笔等，极大地方便了孕产妇及家属；为了提高年轻父母在母婴保健方面的知识水平，护士长亲自编写制作了《母婴保健知识宣传》磁带，每天在病房内播放。

为了方便孕产妇住院，产科开展了"孕期保健—住院分娩—出院宣教—热线电话—登门服务"的一条龙服务体系，做到入院有人接、事事有人帮、时时有人负责。为了满足孕产妇家属们的要求，史德焕护士长专门安排人员每天上午9～10点为当天出院的家属上课，教会她们怎样护理产妇及新生儿。家属们听得非常用心，笔记记了好几页，甚至全家人都来听。其中一名年轻爸爸还专门扛着录像机录制了整个讲座，准备回去慢慢学习。"护士长是不是可以考虑出套光盘卖。"有家属开玩笑地说。

除了让患者住院住得舒服，产科病房还想尽办法为病人，特别是家庭困难的患者节省开支。"很多贫困病人的监护病房费我们都是全免，好让他们尽可能地把钱用在用药和治疗上。"2001年3月，产科病房接收了一名产前子痫（抽风）的农村孕妇。因为家庭特别困难，住院时好不容易才凑了几百元，连住院费都不够。但此时孕妇病情十分危重，随时都有生命危险。产科病房的护士们得知后，立即组织大家为患者捐款3000多元，为患者交纳了住院费，确保了母婴平安。

由于产科护理比较特殊，要求也格外高，所以工作异常繁重。与此同时，护士数量也比其他病房多。"护士多了，核算起来成本也就大，所以工资收入也就偏低。"史德焕护士长说。工作比别人繁重，收入比别人低，但干劲却是最大的。每一名在这里工作的护士都把这里当成自己的家，把患者当成家人。

在病房里，喂奶、换尿布……往往是这边还没忙完，那边的孩子又哭了，赶紧过去看一看，是尿了、饿了，还是不舒服，仔细观察，查找原因。只有孩子安静地睡着了，护士才能直起发酸的腰，长舒一口气。因为病房公开了服务电话，所以经常有出院的产妇在晚上或周末打来电话要求上门为新生儿洗澡等，这时年轻护士们就要立刻放弃休息登门服务。有些产妇和家属都亲切地叫她们产科"110"。

"好车头"带出了"文明号"

俗话说，"火车跑得快，全凭车头带"。产科病房这辆超级快的"文明号"靠的是史德焕护士长。

在业务上，史德焕是个佼佼者。她通过自己的努力，先后掌握了多项国内先进的护理技术，还自己动手发明了乳头凹陷纠正器，解决了产妇乳头凹陷无法喂奶的难题。

作为护士长，她对人没有一点架子，说话总是和风细雨。患者们都把她当成知心朋友，经常向她请教孕育方面的知识，她也总是不厌其烦地一遍遍向不同的孕产妇讲述着同样的内容。为了护理好这些患者，史德焕曾在医院附近租了一套房子。只要患者需要，不管是刮风下雨，她随叫随到。有一年冬天晚上10点了，一名产后大出血的产妇从外地转入产科，当天恰好爱人出差，正在家陪儿子的史德焕接到电话后二话没说就把刚刚4岁的儿子反锁在家，赶到医院参加抢救。患者病情得到缓解时已是次日凌晨3点，当史德焕赶回家时儿子还在眼巴巴地等着妈妈。

对待病房里的护士，史德焕也时常嘘寒问暖，倍加关爱。去年，病房来了一名新护士。因为刚工作工资不多，老家的哥哥生病了都没钱回家看望。

史德焕得知情况后,赶紧将自己的1000元钱送到她手上。

"护士长像长辈,又像大姐,既指导我们工作学习,又在生活上帮助我们。"护士小林指着护士站对面墙上的一块块奖牌,骄傲地说:"有这样的带头人,有这么多荣誉,我们再苦再累也不怕。"

【来源:2007年4月4日《生活日报》】

"切"不断的两地情缘

一对憨厚朴实的河北农村夫妇,生下了一对畸形胎儿——其中一个胎儿长在了另一个胎儿的屁股上。这在当地引起了不小的轰动,四邻八村的乡亲们都议论纷纷。几经努力,焦虑万分的家人打听到了山东大学齐鲁医院小儿外科。2007 年 3 月 8 日上午 8 点,一台意义重大的手术在齐鲁医院小儿外科开始了……

"寄生胎"从天而降

2006 年腊月初七,汪宇信(化名)既高兴又担心,高兴的是一对双胞胎男孩出生在了这个普通的华北平原农村家庭里,担心的是如孕前检查的结果一样,先出生的胎儿是个畸形儿——屁股上长了一团大大的肉瘤,足有几斤重。医生告诉他,本来这是双胞胎,都是男孩。但其中一个是"寄生胎",长在了另一个的屁股上,而且已经没有生命。一时间,汪宇信感到巨大的精神压力向他袭来。新生儿刺耳的啼哭声,全家人的闷闷不乐,村民们的议论纷纷……这一切都让他感到极度焦虑和痛苦。

"一定要治,倾家荡产也要治。"汪宇信和妻子坚定了一个信念。带着这份决心,汪宇信和妻子带着这个孩子及其屁股上的"寄生胎"踏上了寻医的道路。

"我们就只有一个想法,谁能治好孩子,我们就找谁,不管多远,不管花多少钱。"汪宇信的态度非常坚决。他们先是来到了孩子出生的那家当地医院。然而,这里的医生告诉他们,这种手术他们不敢做。随后,汪宇信夫妇又找了当地的几家医院，结果也是失望而归。

眼看着年关将近，汪宇信和家人却是愁容满面，连过年的心思都没了。看着长得白胖可爱的孩子，却偏偏在屁股上长了个"寄生胎"，汪宇信的妻子常常偷偷地抹眼泪。

齐鲁医院的专家带来了希望

汪宇信开始托亲戚朋友到处打听，哪里能有治这种病的医院。终于，一个朋友从网上查到了山东大学齐鲁医院小儿外科完成多例连体胎儿分割手术的相关资料。腊月二十二，小年的前一天，汪宇信和妻子带着这个让全家人揪心的孩子和一丝难以确定的希望来到了山东大学齐鲁医院小儿外科。

那天在门诊室坐诊的是小儿外科的医生庄岩。"我当时看完孩子也吃了一惊。"庄大夫说，虽然他们近几年收治了不少连体儿和畸形儿，治疗效果也都很不错，但像这个孩子这种情况还是头一回见到。"估计全国也很罕见。"庄大夫一时拿不定主意，就赶紧把这个病例的情况报告给了小儿外科副主任、山东省著名小儿矫形专家王克来。

"骶神经和大血管是否有连接是手术切除能否成功的关键。"王克来主任了解完情况后一语中的。幸运的是，经过一系列检查后发现，孩子与寄生胎之间的神经和大血管并没有明显的连接。结果一出，汪宇信夫妇松了一口气，王主任和庄大夫也一下子对手术有了信心。然而，考虑到孩子还没满月，身体各方面机能还很虚弱，王主任和几名主治医生都决定年后再做手术，这样他们也可以更好地研究一下手术方案，提高手术的成功率。

尽管找到了能够为孩子手术的医院和医生，但汪宇信一家人在本该喜庆欢乐的春节期间还是笼罩在了一片焦虑之中。

重点手术重点对待

心急如焚的汪宇信夫妇还没等过完正月十五元宵节，就带着孩子住进了齐鲁医院小儿外科。

尽管王克来主任感觉手术把握性很大,但要把手术做得十分完美,不给孩子留下终身遗憾却并不容易。"这么小的孩子就遭受这种不幸,我们看着都心疼。"庄大夫说,"王克来主任对这次手术十分重视。重点手术要重点对待。"

王主任和科里的医生们研究后认为,手术要成功必须达到两个要求:一是手术后孩子的各项身体功能不受任何影响,二是手术后要保证孩子外形正常。这样一来,需要考虑的问题就一下子多起来。

"从切口处的皮瓣如何去存,到麻醉的剂量,到手术切口怎样才能最小,再到手术出血量的精确计算,甚至为了保证孩子体温正常,我们把暖箱都提前搬进了手术室。凡是能想得到的、可能对手术产生影响的环节,我们都事无巨细地一一做了准备。"庄大夫很自信地说。术前充分的准备工作极大地提高了手术的成功率。

为了得到汪宇信夫妇的支持和信任,更为了让他们能够放心,庄岩多次找汪宇信夫妇谈话,向他们详细讲解手术的过程、手术中可能遇到的问题和相应的解决办法。正是有了双方之间的多次交流,汪宇信夫妇对医院更加信任,对手术的决心和信心也更大。

2007年3月8日,农历正月十九上午8点,这对长在一起的"双胞胎"被推进了手术室。手术室的大门关上的那一刻,所有人的心都提了起来。门外是焦急等待的汪宇信夫妇,门内是忙碌而有序的医生护士们。时间在一分一秒地过去……

上午9:30,手术室的门被缓缓打开了。主刀的王克来主任和庄岩大夫满脸笑容地走了出来。"很成功,很好!"王克来主任的这几个字简洁而明了。紧张焦急的汪宇信夫妇如释重负,所有在场的人都情不自禁地鼓起了掌。

"医院就是第二个家"

手术成功了!不光汪宇信夫妇和医生们高兴,护士站的护士们也高兴。在小家伙住进医院的这些天里,护士站的护士们早就慢慢喜欢上了这个可爱的小家伙。高兴归高兴,接下来非常重要的护理工作可就落在她们的身上了。

"手术切口太靠近肛门,很容易感染。一旦感染后果就严重了。"有着丰富经验的护士长李百华深知术后护理工作的重要性。考虑到汪宇信夫妇不太懂护理,现教也来不及,李百华护士长专门安排了业务水平高的张爱华护士作为责任护士,并由几名护士24小时轮流对小家伙进行监护。

为了保证创口透气通风,小家伙不能用尿不湿。所以一有大小便,护士们就必须立即为他清理掉,并用消毒棉球及时消毒,以保证刀口处不感染。为了防止局部受压,护士们还要每隔一小时为小家伙翻一次身。"淘气"的小家伙可不管护士们有多辛苦,一天下来又拉又尿,总要"折腾"上十来次。就这样,科里的几名护士24小时轮流为小家伙护理了整整5天,直到创口基本愈合。

"累肯定是累。但这个孩子特别可爱,特别招人喜欢,我们亲都亲不够。看着小家伙一天天好起来,我们真是打心眼里高兴。"张爱华护士满脸自豪地说。

时间一天天过去了,小家伙屁股上的创口一天天愈合了,汪宇信夫妇也一天比一天高兴,医生护士们也一天比一天喜欢这个小家伙。

3月20日上午,基本痊愈的小家伙终于要出院了。临别前一名护士提醒汪宇信夫妇:"孩子都快两个月了也没个名,回去后赶紧取个好名字。""没问题,取好了名,第一个就打电话告诉你们。齐鲁医院是孩子的第二个家,你们就跟自己家人一样。到时候还要请你们喝'百日酒'呢!"汪宇信笑呵呵地说。

【来源:2007年3月23日《生活日报》】

她战胜了"天下第一痛"

2007 年,在先进的治疗技术面前,困扰章慧兰(化名)20 多年有着"天下第一痛"之称的三叉神经痛终于和她说再见了。

从 20 多年前患上三叉神经痛的那一天起,她就再也没过一天舒坦日子:吃饭吃不香,睡觉睡不好,洗脸刷牙都疼得厉害,甚至一动不动的时候都要面对无以复加的疼痛。"如果不是为了还没长大的孩子,我早就不活了。"就这么熬啊熬啊,她终于等到了手术的那一天。

一颗坏牙带来 20 年疼痛

"可别跟我提这个病,我一听那几个字就觉得右脸又疼起来了。"56 岁的章慧兰坐在病床上心有余悸地讲述着这些年来饱受疼痛之苦的经历。看得出来,这疼痛对她而言是刻骨铭心的,是无以复加的。

20 多年前,那时的章慧兰还很年轻,工作生活都充满活力,也不怕吃苦。可是不经意间,她右边的一颗牙坏了。一向随意惯了的章慧兰根本没把它当回事,加之当时家里并不太富裕,也就没到医院治疗。而章慧兰还是经常用凉水刷牙,久而久之,令她痛苦一生的三叉神经痛终于找上了门。

一开始,章慧兰也没怎么太在意,开始疼得也不是特别厉害,只是间歇性地疼。"一般一年疼上几次,一次疼个十天半月,还是能坚持的。"正是因为她一而再、再而三的"忍让",导致了她右侧脸上的三叉神经痛越来越厉害,疼痛的频率越来越高,时间越来越长,程度越来越重。

"天下第一痛"把她整惨了

随着右脸的疼痛越来越厉害，认识到问题严重性的章慧兰也开始着急了。三叉神经痛已经严重影响到她的生活和工作。

到章慧兰40多岁的时候，也就是患病差不多10年的时候，疼痛已经达到了一定的高度。这时的章慧兰基本上没有一天的舒坦日子过。她每天除了干活，就是和疼痛做斗争。"洗脸刷牙、吃饭睡觉，就算坐着一动不动，也会疼得要命。"

为了减少疼痛感，章慧兰在吃饭的时候都要把馒头掰成一小块，然后塞到嘴里，再忍住疼痛迅速嚼上几口咽下去，即便这样她还是疼得满头大汗。到了严重的时候，章慧兰连张嘴说话都不敢，晚上整夜整夜疼得睡不着。"都说牙疼最要命，其实我这个疼比牙疼不知道厉害多少倍。"由于长期忍受剧烈的疼痛，章慧兰对一般的疼痛都麻木了。"平常打针、割破手之类的疼根本就感觉不出来。"特别是到了最近几年，一年365天下来，章慧兰没有一天不疼，没有一刻不疼。

丈夫和女儿看了，都心疼得偷偷流泪，却也没有什么好办法。大大小小的医院他们都去了，什么针灸、射频也都做过，能用的药也都用了，因为长期用药，章慧兰的肝、肾、胃等都受到了伤害。有一次，章慧兰为了治病连续拔罐，把身上都拔出了血泡，最终也没起多少效果。章慧兰渐渐对治疗也失去了信心。"要不是看到孩子还没成家，我早就疼得不想活了。"章慧兰流着泪回忆着20多年来的那些"疼痛"。

和"三叉神经痛"说再见

在一次就诊过程中，章慧兰遇到了齐鲁医院神经外科的吴承远主任。章慧兰从吴主任那里听到了令人振奋的消息——齐鲁医院的显微血管减压术对治疗三叉神经痛非常有效。

然而，当时大女儿刚刚参加工作，小女儿还在读大学，老伴又退休在家，加上她每个月 600 多元的药费,家里的日子很紧张,要想再拿出额外的钱治病非常困难。就这样,章慧兰又忍了下来。她真的不想影响孩子们的生活。

直到 2007 年 5 月,小女儿也已经参加工作。在丈夫和女儿的坚持下,她来到齐鲁医院神经外科接受了手术治疗。

"她的病情确实比较严重,能够忍受这么多年很不容易。"神经外科的苏万东教授在得知章慧兰受疼痛之苦 20 多年后也不禁感叹。为此,苏万东教授和倪石磊博士为章慧兰做了认真的手术准备,最终手术得以顺利完成。

手术后的几天里,章慧兰的疼痛感没有再出现。"疼了 20 多年,现在一下子不疼了,感到了从来没有过的轻松。"据苏教授和倪博士介绍,只要今后护理好,做好必要的保护,章慧兰将会彻底告别三叉神经痛。

【来源:2007 年《生活日报》】

齐鲁 PIVAS 的星期天

没有熙熙攘攘的患者和家属,只有装满药和液体的瓶瓶罐罐;没有一次完整的周末和节假日,只有严格的操作程序和工作时间表;一个由 35 名年轻人组成的团队完成着全院 39 个科室和每天超过 4000 袋的静脉输液的配置、审核、送达工作。"在这里工作最重要的就是责任心。"山东大学齐鲁医院静脉用药调配中心(简称"齐鲁 PIVAS")主任刘新春这样概括道。2007 年 6 月 24 日,齐鲁 PIVAS 又度过了一个忙碌的星期天。

7:40

走进配置中心,工作间里不时传出工作人员忙碌而有序的工作声。刘新春主任从药师休息室走出来,50 多岁的他脸上略显疲惫。中心成立三年多来,他和护士长米文杰一直坚持轮流上早班,一天也没停过。

8:20～9:30

20 多位药师、护士正在紧张有序地忙碌着,各自忙着各自的工作,谁也顾不上谁。

在接收区,21 岁的李林一人面对四台电脑,不断接收着从各个病房传来的药物配置信息,并把它们打印成标签,按照病房加以分类,传送给排药区的工作人员。不到 10 分钟,李林已经进进出出好几趟,一会儿看电脑,一会儿分标签,紧凑而不慌乱。

在排药区,两名工作人员正按照打印的药单,从长长的药架上准确地把药分到各个药筐。为了便于取药,调配中心将700多种药按照病种分别放在不同的架子上。长期工作在这里的取药人员,已经熟知各种药摆放的位置,尽管药的种类非常多,但她们总能及时准确地找到所需药品。与此同时,审核的药师也在一边的核对区认真地对每个处方药进行审核,以防止出现差错。

通过严格审核的药物被送进配药区进行配药。这里的药师和护士的工作既繁重又乏味。快速配药的同时还要保证准确。一个配药动作,他们每天要重复几百次。而这样的工作,他们平均每天要做5个小时以上。

这边加完药,包装区的药师、护士们就开始边检查边包装,在检查配置无误的情况下,将配好的药物包装好,由专人及时送往每个病房。从接收到配药信息到将药物送到病房,每一个环节都必不可少。

9:30

此时,第一班工作人员已经连续工作了两个半小时,该交班了。"今天星期几?"交班的时候,一名年轻护士问旁边的同伴。"星期天吧。"

尽管这班工作人员任务完成得不错,但刘新春主任和米文杰护士长在交班的时候还是向他们提出了更高的要求。"配好的药要及时送到病房去,不能拖拖拉拉,不能让病人等着。"刘新春主任说,"在这里工作,每一个差错都有可能对病人造成极大的伤害,所以要时刻保持高度的责任心和警惕性。"

9:50

负责配药的早班人员暂时休息去了,其他人员和第二班药师、护士又开始接收、审核和整理第二天的配药信息。

11:30

第二班工作完成了,提前订好的午餐也被送了过来。到这时,包括李林在内的部分人员已经连续工作了 4 个小时。

12：00

之前暂时休息的早班人员再次走进工作区,开始第三班工作。此时虽然各病房都清闲下来,但却是调配中心最忙碌的时候,20 多名药师、护士一起上阵还忙得团团转。刘主任介绍,这已经是他们能够做出的最科学合理的排班安排,如果按照正常的工作任务分配,调配中心得需要近百人。

14：00

第四班工作开始。这时的工作主要是完成下午临时增加的药物配置。

17：00

完成第四班工作的人员又认真地把工作区的各种器械用酒精擦拭干净,进行消毒。做完这些,在保证没有任何差错的情况下,最后一批工作人员才安心地离开调配中心。一个星期天就这样过去了。

【来源:2007 年《生活日报》】

车祸险送命　齐鲁遇名医

在不知跑过多少遍的路上,老林(化名)却意外遭遇了车祸,生命危在旦夕。2007年4月1日,在愚人节这天,东北汉子被结结实实"愚弄"了一把。在几乎被宣告"性命不保"的情况下,他被送往山东大学齐鲁医院,在这里他遇到了技术精湛、医德高尚的医生。经过一番生死搏斗,他最终战胜了死神,挺了过来。"几乎是在阎王殿里走了一遭。"他感叹道。

轻车熟路却遭车祸

2007年4月1日晚上,从东北开车来送货的老林和妻子万万没有想到,就在他们走过无数次的潍坊境内的一条公路上,他们的车出事了——车头撞烂了,老林头部受了重伤,当场昏迷不醒,身上很多地方都受了伤。老林的妻子吓得当场愣在那里,在路人的帮助下拨打了"110"和"120"。几分钟后,交警和急救车都赶到了现场,老林被送到了当地医院。直到这时,老林的妻子还没缓过神来。她实在难以相信,这难道是老天在愚人节这天跟他们开的玩笑?

在医院抢救的过程中,老林始终没有醒过来,生命随时都有危险。老林的妻子又急又怕。虽然给家里打了电话,可他们也不可能立马赶到医院,自己也不知道怎么办好。她一边焦急地等待着医生抢救,一边默默地为丈夫祈祷,就这样过了整整一夜。直到第二天上午,老林还是没能醒过来。

当地医院随即请来了市级医院的专家前来会诊,但经过确诊,老林头部多处粉碎性骨折,而且已经伤及脑神经,他们根本治不了,只好向家属下了病危通知。这时,老林的父亲和家人也赶了过来。在当地医生的建议下,他们决定立即转院。

家人几乎不抱希望

当天下午,老林被紧急转送到了齐鲁医院。在齐鲁医院急诊室,医生们对老林实施了紧急治疗。老林身上的其他伤虽然都被处理得差不多,但由于头部受到重创,颅骨多处骨折,老林始终处于深度昏迷。他随后被转到了神经外科继续接受治疗。

在接到患者的第一时间,神经外科的张良文、朱树干、杨扬等几位专家教授立即对老林的检查结果进行详细的分析。经过仔细检查,他们认为,老林头部受创严重,属多发性骨折,但由于颅内出血很少,没有进行手术的必要,只能依靠药物控制,或许能救醒患者。在随后的几天里,几名医生和护士不断对老林采用促醒药物治疗、神经用氧等多种方法,做着不懈的努力,一刻都不敢放松,希望能有奇迹发生。

可连续十天的治疗并没有带来大家希望的结果,老林还是沉睡在自己的世界里。"他是不是没得救了?是不是就这样了?"老林的妻子哭着问张良文教授。"如果真没希望了,就让我们把他拉回去吧,再让老家的人看一眼。"说这话的时候,老林的父亲心疼得厉害,难道真的要白发人送黑发人?

"阎王殿"里拉回一条命

面对几乎绝望的患者家属,张良文和其他医生都不忍看到他们失去亲人的痛苦。"只要有一线希望,我们就不能放弃!"几位医生一面安慰老林的家人,一面继续采取救治措施。

在医护人员的不懈努力下,老林在深度昏迷了近 20 天后,终于醒了过来。当老林睁开眼睛的时候,他并不知道过去的 20 多天里所发生的事情,他能看到的只有亲人的喜极而泣。

听到老林醒来的消息,神经外科的医生、护士们都激动不已。对老林也是格外照顾,希望能够帮助他早日康复。

经过一段时间的治疗,老林已经慢慢开始说话,也能下床活动了。看着老林一天天好起来,家人都暗自庆幸当初没有放弃,而他们对齐鲁医院医生们的感激之情也是油然而生。老林的父亲还专门写了几首诗送给医生和护士们。

一天天过去了,老林的身体越来越好。在经过了认真检查后,医生认为老林已经没有什么大碍,完全可以回老家的医院休养。听到这个消息,老林的家人终于松了一口气。

临别前,面对与他们朝夕相处了一个多月的医生护士们,老林和家人都不知道该说什么好。"主治医师,医术精湛;白衣天使,品德高尚。"一面锦旗远远表达不了他们对齐鲁医院医生、护士们的感激之情。

"真想不到自己在异乡度过了这样一段惊险的经历,阎王殿里走了一遭还能回来。是齐鲁医院的医生们给了我第二次生命,他们是我的救命恩人!"

【来源:2007 年《生活日报》】